L&PM POCKET ENCYCLOPAEDIA

CÂNCER

Uma breve introdução

SÉRIE L&PMPOCKETENCYCLOPÆDIA

Alexandre, o Grande Pierre Briant
Anjos David Albert Jones
Ateísmo Julian Baggini
Bíblia John Riches
Budismo Claude B. Levenson
Cabala Roland Goetschel
Câncer Nicholas James
Capitalismo Claude Jessua
Cérebro Michael O'Shea
China moderna Rana Mitter
Cleópatra Christian-Georges Schwentzel
A crise de 1929 Bernard Gazier
Cruzadas Cécile Morrisson
Dinossauros David Norman
Drogas Leslie Iversen
Economia: 100 palavras-chave Jean-Paul Betbèze
Egito Antigo Sophie Desplancques
Escrita Andrew Robinson
Escrita chinesa Viviane Alleton
Evolução Brian e Deborah Charlesworth
Existencialismo Jacques Colette
Filosofia pré-socrática Catherine Osborne
Geração Beat Claudio Willer
Guerra Civil Espanhola Helen Graham
Guerra da Secessão Farid Ameur
Guerra Fria Robert McMahon
História da medicina William Bynum
História da vida Michael J. Benton
História econômica global Robert C. Allen
Império Romano Patrick Le Roux
Impressionismo Dominique Lobstein
Inovação Mark Dodgson e David Gann
Islã Paul Balta
Japão moderno Christopher Goto-Jones
Jesus Charles Perrot
John M. Keynes Bernard Gazier
Jung Anthony Stevens
Kant Roger Scruton
Lincoln Allen C. Guelzo
Maquiavel Quentin Skinner
Marxismo Henri Lefebvre
Memória Jonathan K. Foster
Mitologia grega Pierre Grimal
Nietzsche Jean Granier
Paris: uma história Yvan Combeau
Platão Julia Annas
Pré-história Chris Gosden
Primeira Guerra Mundial Michael Howard
Reforma Protestante Peter Marshall
Relatividade Russell Stannard
Revolução Francesa Frédéric Bluche, Stéphane Rials e Jean Tulard
Revolução Russa S. A. Smith
Rousseau Robert Wokler
Santos Dumont Alcy Cheuiche
Sigmund Freud Edson Sousa e Paulo Endo
Sócrates Cristopher Taylor
Teoria quântica John Polkinghorne
Tragédias gregas Pascal Thiercy
Vinho Jean-François Gautier

Nicholas James

CÂNCER

Uma breve introdução

Tradução de Bianca Pasqualini

www.lpm.com.br
L&PM POCKET

Coleção **L&PM** POCKET, vol. 1261

Texto de acordo com a nova ortografia.

Título original: *Cancer*

Primeira edição na Coleção **L&PM** POCKET: setembro de 2017

Tradução: Bianca Pasqualini
Capa: Ivan Pinheiro Machado. *Ilustração*: iStock
Preparação: Marianne Scholze
Revisão: Lia Cremonese

CIP-Brasil. Catalogação na publicação
Sindicato Nacional dos Editores de Livros, RJ

J29c

James, Nicholas
Câncer: uma breve introdução / Nicholas James; tradução Bianca Pasqualini. – 1. ed. – Porto Alegre [RS]: L&PM, 2017.
176 p. : il. ; 18 cm. (Coleção L&PM POCKET, v. 1261)

Tradução de: *Cancer*
ISBN 978-85-254-3382-4

1. Câncer. 2. Oncologia. I. Pasqualini, Bianca. II. Título. III. Série.

17-44236 CDD: 616.994
CDU: 616-006

***Cancer* foi originalmente publicado em inglês em 2011.**
Esta tradução é publicada conforme acordo com a Oxford University Press.

Rua Comendador Coruja, 326 – Floresta – 90220-180
Porto Alegre – RS – Brasil / Fone: 51.3225.5777 – Fax: 51.3221.5380

Pedidos & Depto. comercial: vendas@lpm.com.br
Fale conosco: info@lpm.com.br
www.lpm.com.br

Impresso no Brasil
Primavera de 2017

Sumário

Agradecimentos

Escrever um livro, ainda que pequeno como este, é uma grande empreitada. Gostaria de agradecer a ajuda e o apoio da minha esposa, Alison, e da minha família, que ofereceram o tempo e o espaço necessários para produzir este livro. Também gostaria de agradecer aos meus pais pelas suas enormes contribuições em apoio à minha educação, muitas vezes com imenso sacrifício pessoal.

Capítulo 1

A proporção da questão do câncer

O câncer é comum, comum demais. Em 2008, cerca de 12,7 milhões de pessoas foram diagnosticadas com câncer. Destas, 7,9 milhões morreram, o que representa cerca de 13% de todas as mortes. Embora se pense que o câncer é uma doença da população idosa das economias mais ricas, cerca de 70% dessas mortes ocorreram em países com produto nacional bruto (PNB) médio ou baixo. O câncer afeta ambos os sexos, todas as raças, ricos e pobres. O diagnóstico é temido, pois aqueles que o recebem presumem (muitas vezes corretamente) tratar-se de uma sentença de morte. Tanto a própria doença quanto o tratamento são fontes de dor e angústia. O tratamento do câncer sobrecarrega os sistemas de saúde em todo o mundo, e a doença é uma importante causa de perda da capacidade produtiva na força de trabalho devido à morte prematura. Este capítulo apresentará uma visão geral do problema, com foco em alguns dos cânceres mais comuns para ilustrar como os números variam em todo o mundo. Qualquer doença que afete tantas pessoas também terá impacto econômico profundo, de modo que este capítulo também irá destacar algumas das maneiras como a economia e os serviços de saúde interagem, temas que serão desenvolvidos em capítulos posteriores. O estudo de padrões dos índices de incidência do câncer lança uma luz interessante sobre as causas da doença (abordadas em mais detalhes no capítulo 2). Algumas das conexões mais surpreendentes serão destacadas neste capítulo também.

O tratamento do câncer e a pesquisa sobre a doença também são componentes importantes da atividade industrial. Metade de todos os medicamentos em estudos clínicos destina-se ao câncer. E o mercado global para todos os medicamentos contra o câncer foi estimado em 48 bilhões de dólares em 2008, valor acima dos 34,6 bilhões em 2006.

Todos os anos a indústria farmacêutica gasta entre 6,5 e 8 bilhões de dólares em pesquisas e desenvolvimento de medicamentos contra o câncer. Esses gastos são muito mais numerosos comparados aos do governo e de entidades filantrópicas de pesquisa com o desenvolvimento de medicamentos, o que indica que, potencialmente, os novos medicamentos estão concentrados em áreas com impacto comercial máximo, em detrimento da saúde pública. As empresas farmacêuticas com medicamentos de sucesso contra o câncer estão entre as maiores corporações do mundo. Empresas de biotecnologia sem produtos comercializáveis, mas com um medicamento promissor contra o câncer em fase de estudos clínicos, podem valer bilhões de dólares simplesmente pela possibilidade de que o medicamento possa vir a ser autorizado em uma data futura para o tratamento do câncer. Pelo menos dezenove medicamentos anticâncer ultrapassaram a marca de 1 bilhão de dólares em vendas em 2009, um gasto enorme para os sistemas de saúde responsáveis pela aquisição desses medicamentos para seus pacientes, mesmo nas economias mais ricas.

Na outra extremidade do espectro, cerca de um terço dos pacientes com câncer tem acesso bastante limitado a tratamentos eficazes, chegando a mais de metade dos pacientes de países mais pobres. Futuramente, com o envelhecimento da população e a tendência de aumento dos preços dos medicamentos, podemos chegar a uma situação em que terapias medicamentosas de ponta estarão disponíveis apenas para os estratos sociais mais ricos das economias mais ricas. De modo alternativo, uma melhor previsão da resposta à terapia talvez permita escolhas de tratamento específicas para cada indivíduo, reduzindo os custos de tratamentos desnecessários ou ineficazes. Ao contrário, por exemplo, de carros ou computadores, dos quais esperamos que funcionem toda vez que os usamos, a maioria dos medicamentos contra o câncer funciona em apenas uma proporção de pacientes. Para indivíduos com doença avançada, para quem o objetivo é o alívio dos sintomas ou uma melhora na qualidade de vida, essa proporção pode ser menor do que 50%, e é por isso que a maioria dos tratamentos é inútil, ou mesmo mais que inútil, uma vez que pode causar efeitos colaterais sem trazer qualquer benefício. Ser capaz de identificar antecipadamente os pacientes que podem se beneficiar da terapia seria eficaz tanto em termos de custo quanto em termos clínicos, o que constitui, portanto, um dos principais focos atuais de pesquisa sobre o câncer (ver capítulos 4 e 5).

O câncer também exerce fascínio sobre acadêmicos e universidades do mundo inteiro. Em 1961, John F. Kennedy comprometeu-se a enviar um homem à lua até o final da década. Nove anos mais tarde, Neil Armstrong e Buzz Aldrin caminharam na lua. Dez anos depois, em 1971, Richard Nixon fez uma nova promessa, declarando "guerra" contra o câncer. Tal como a recente "guerra ao terror", puxar briga com um problema mundial multifacetado obteve, na melhor das hipóteses, um sucesso apenas parcial. O investimento inicial de Nixon foi de cerca de 100 milhões de dólares, o que parecia uma fortuna à época, mas acabou por não ser suficiente. Desde 1971, bilhões de dólares foram investidos em pesquisas, mas mais de trinta anos depois o câncer continua a ser uma das principais causas de morte no mundo, com cerca de uma pessoa entre três desenvolvendo a doença em economias desenvolvidas e uma em cada cinco pessoas no Ocidente morrendo de câncer. A cura do câncer com certeza é mais difícil do que engenharia espacial.

No mundo todo, enormes quantias são gastas em pesquisas sobre as causas do câncer e em tratamentos contra a doença. Em 2009 e 2010, o Instituto Nacional do Câncer dos Estados Unidos (National Cancer Institute) gastou 4,7 bilhões de dólares em pesquisas sobre o câncer; o equivalente gasto na Europa foi em torno de 1,4 bilhão de libras. No Reino Unido, os maiores investimentos foram da Cancer Research UK, uma das principais entidades filantrópicas britânicas, que, em 2010, teve uma receita anual de doações de mais de 500 milhões de libras, refletindo a importância de encontrar as causas e a cura do câncer entre a população em geral (os principais destinatários de doações públicas são, no entanto, os animais, não as pessoas!).

Apesar das enormes despesas com pesquisas, ainda não compreendemos as causas de uma proporção significativa de cânceres. Além disso, apesar do dinheiro gasto em medicamentos e em pesquisas sobre medicamentos, a maioria dos pacientes curados chega a esse resultado por meio de cirurgia ou radioterapia, como será descrito no capítulo 3. A quimioterapia e outros tratamentos mais recentes, como anticorpos monoclonais ou terapias de "alvo molecular", enquanto crescem em importância, representam ainda apenas uma minoria dos casos de cura, apesar de terem um papel importante no alívio dos sintomas da doença avançada.

Existem várias maneiras de olhar para o problema que o câncer representa. Estas vão desde uma análise dos números brutos – quantas pessoas são diagnosticadas, quantas pessoas morrem – até uma análise pessoal – qual é o seu risco individual de desenvolver um câncer em particular? Estatísticas de base populacional podem ser apresentadas de várias formas, partindo de índices para o conjunto da população até chegar a índices ajustados por idade para calcular o número de anos de vida perdidos.

Estas últimas estatísticas costumam ser expressas por anos perdidos antes da idade de setenta anos, pressupondo-se, assim, que as mortes após os setenta anos (ou às vezes 75) representam mortes por velhice. Uma complicação adicional é que as mortes por câncer variam enormemente de acordo com a renda, a raça e o país de residência. Por exemplo, os cânceres de mama e de próstata são muito mais comuns na Europa e na América do Norte do que no Japão e na China. Imigrantes desses países para os Estados Unidos alteram de modo progressivo seu risco de desenvolver esses cânceres, que tende a ser semelhante ao de norte-americanos brancos, mas mantêm um risco global mais baixo. Isso mostra que os índices mais baixos de câncer de mama e câncer de próstata no Extremo Oriente são em parte devidos ao meio ambiente e em parte a diferenças raciais ou a algum aspecto "portátil" ligado do ambiente – a dieta, por exemplo.

Para tentar explorar esses conceitos um pouco mais, apresentarei amostras das estatísticas brutas usando uma variedade de métodos. Decidir qual estatística é mais útil depende do ponto de vista. Por exemplo, os médicos que trabalham na saúde pública, responsável pelo planejamento de prestação de cuidados para a população local, não estarão muito interessados nos índices de um determinado câncer em outro país. Por outro lado, pesquisadores observando o efeito da dieta no risco de câncer podem muito bem querer se concentrar sobre as diferenças nos índices da doença de uma sociedade para outra, pois essas podem lançar luz sobre fatores relacionados ao estilo de vida que sejam importantes para o desenvolvimento de um determinado tipo de câncer. A captação de recursos para pesquisas sobre o câncer tende a se concentrar em doenças que afetam um grande número de pessoas no grupo de doadores – o câncer de mama é o melhor exemplo disso na Europa e na América do

Norte. Mais recentemente, a angariação de fundos para o câncer de próstata vem seguindo a mesma disposição da opinião pública.

Os números brutos

Como já mencionado, cerca de 13% de todas as mortes no mundo, ou uma em cada sete, são devidas ao câncer. Este número sobe para uma em três ou uma em quatro no mundo desenvolvido, onde o risco de morte prematura por infecções, desnutrição ou violência é comparativamente muito menor. A Figura 1 mostra o número de pessoas diagnosticadas com câncer, e as Figuras 2 e 3 o número de pessoas morrendo de câncer em diferentes partes do mundo. É claro que há grandes variações por região, com cânceres comuns em uma parte do mundo que não aparecem na lista de cânceres comuns em outra. Há muitas diferenças para cobrir cada uma em detalhes, portanto, destacarei apenas algumas para ilustrar como e por que essas diferenças surgem.

Câncer de pulmão

O câncer de pulmão é a maior causa de morte por câncer no mundo todo, com 17% de todas as mortes por câncer, representando um total de 1,2 milhão de pessoas. É uma doença altamente letal, e menos de um em cada dez casos diagnosticados chega a sobreviver cinco anos na maioria dos países. Mesmo nos Estados Unidos, que têm os melhores resultados de tratamento, menos de um em cinco sobrevive a longo prazo. Além disso, o índice de mortalidade em nível mundial vem aumentando rapidamente, tendo duplicado entre 1975 e 2002. A Figura 1 mostra os índices de diagnóstico de diferentes tipos de câncer em todo o mundo e revela que o câncer de pulmão está entre as principais causas de morte em todas as partes do globo. Há uma ligação forte e bem conhecida entre tabagismo e câncer de pulmão. As diferenças nos índices de câncer de pulmão, portanto, variam de acordo com os índices de tabagismo. O câncer de pulmão é diagnosticado relativamente tarde na vida, refletindo o consumo de grandes quantidades de cigarros por mais de meio século na maioria dos casos (pessoas mais jovens que tiveram menos exposição podem sofrer da doença, mas esses casos são menos comuns). Como consequência, portanto, os índices de câncer de pulmão e a tendência dos índices (ascendente ou descendente) refletem o hábito de fumar durante os cinquenta anos anteriores. Se conhecermos as tendências nos índices de tabagismo, poderemos prever as tendências futuras nos índices de câncer de pulmão para uma população.

Na Europa Ocidental e na América do Norte, os índices de tabagismo entre homens estão em declínio e, com eles, os índices de câncer de pulmão (e outras doenças relacionadas ao tabagismo). Em contraste, em grandes áreas do mundo em desenvolvimento, os índices de tabagismo estão aumentando com rapidez à medida que os países se industrializam. O efeito que isso pode ter sobre os índices de câncer é ilustrado pelas tendências no Japão, onde os casos de câncer de pulmão entre 1960 e 1980 mais do que dobraram, numa época em que os efeitos da industrialização japonesa cobravam seu preço. Alterações semelhantes já estão sendo observadas em países como a China. Há várias razões para isso: o hábito ainda tem nesses países uma aura de "requinte" bastante diferente do crescente status de párias associado aos fumantes no Ocidente. Em geral, o nível de conscientização sobre os problemas de saúde ligados ao tabagismo é mais baixo, e as restrições à promoção do tabaco cada vez mais vistas na Europa e na América do Norte não estão presentes. Houve inclusive um decreto oficial, em uma província chinesa

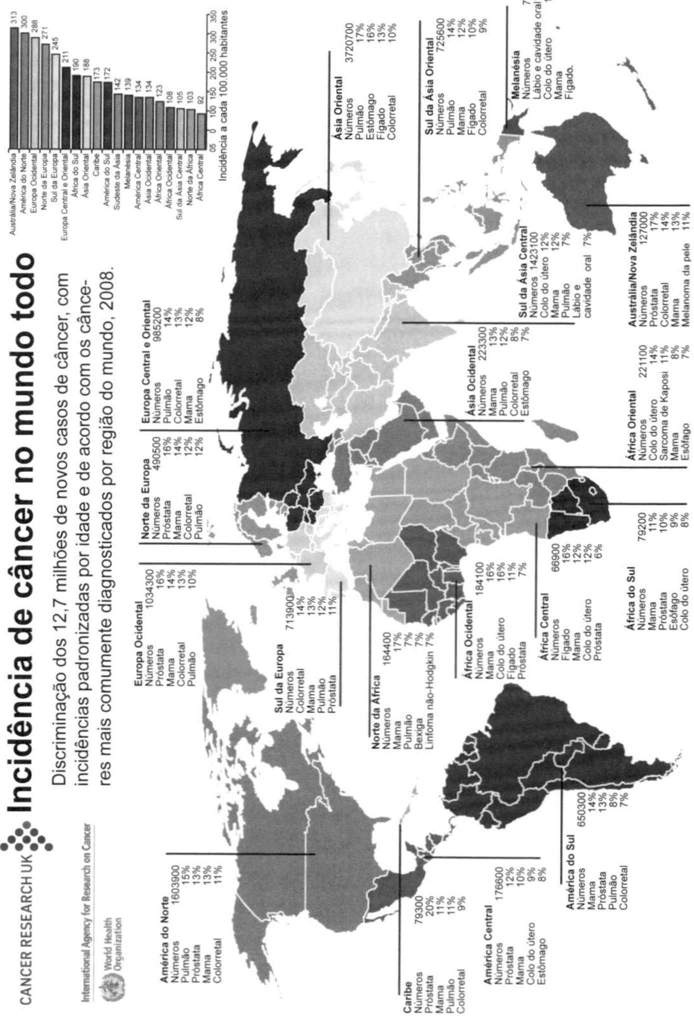

1. Incidência de câncer no mundo todo.

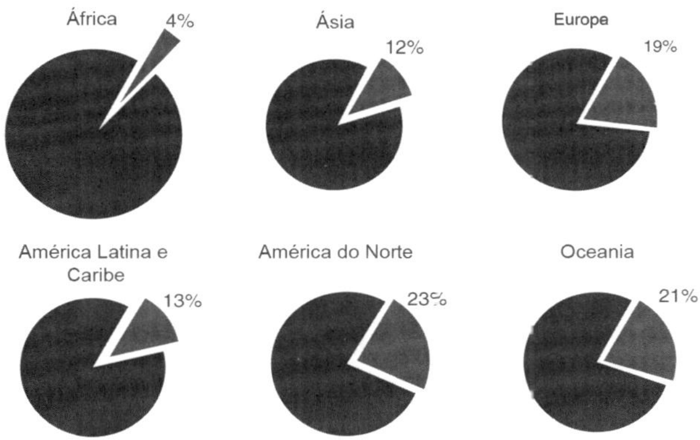

2. Proporção de pessoas que morrem de câncer por continente.

recentemente atingida por um período de recessão, ordenando que todos os adultos fumem cigarros produzidos na região para incentivar os produtores locais e aumentar a arrecadação de impostos. Assim, podemos conjecturar que, enquanto o problema do câncer de pulmão diminui no mundo "desenvolvido", as economias de industrialização recente enfrentarão uma sobrecarga crescente de cânceres relacionados com o tabagismo (e outros problemas, como doenças cardíacas), a menos que haja a rápida adoção dos tipos de estratégias de prevenção do tabagismo que são agora a norma na Europa Ocidental e na América do Norte. Atualmente isso parece improvável, e assim os países em processo de industrialização estão suscetíveis a cair em uma das armadilhas menos desejáveis do mundo desenvolvido.

Câncer de mama

Em termos de novos casos, o câncer de mama é o mais comum em mulheres, responsável por 21% dos

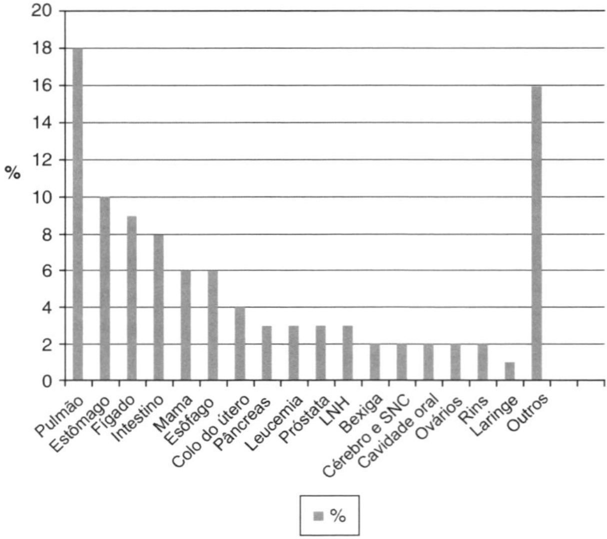

3. Causas de morte por câncer no mundo todo.

casos de câncer no sexo feminino e 14% das mortes pela doença no sexo feminino em todo o mundo. A taxa de sobrevida é, no entanto, muito melhor do que a do câncer de pulmão, com três quartos das pacientes na Europa e na América do Norte registrando sobrevida de pelo menos cinco anos. Mesmo em países menos desenvolvidos, mais de metade das pacientes com câncer de mama atinge este marco.

Um estudo dos padrões de ocorrência de câncer de mama também ajuda a ilustrar algumas das formas como as estatísticas podem lançar luz sobre o comportamento da doença.

O risco de desenvolver câncer de mama (como a maioria dos cânceres) aumenta com a idade, como ilustra a Figura 4 com dados provenientes do Reino Unido.

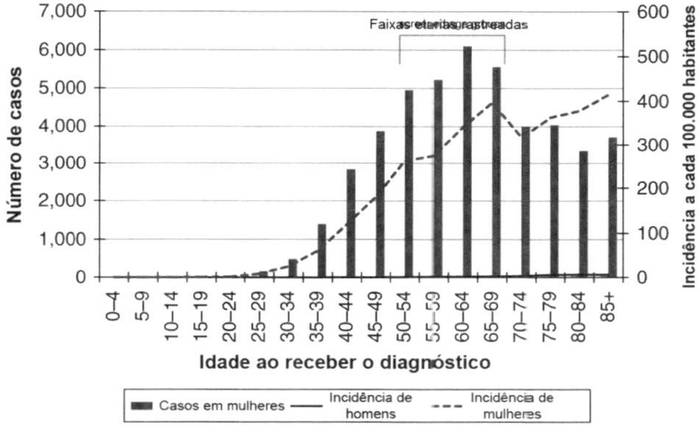

4. Índice de diagnóstico de câncer de mama e mortalidade no Reino Unido, 2005.

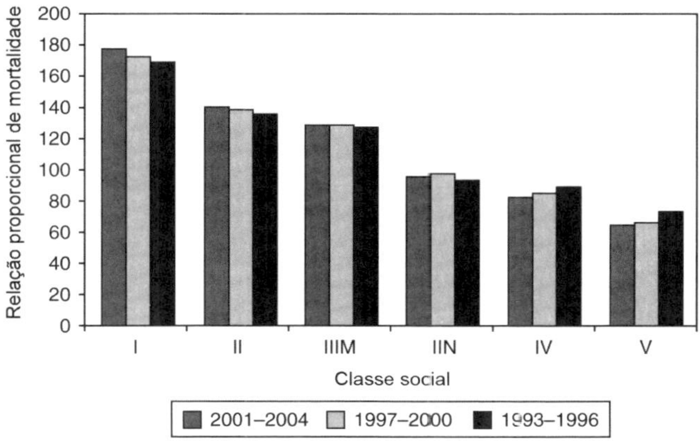

5. Índice de diagnóstico de câncer de mama e classe social.

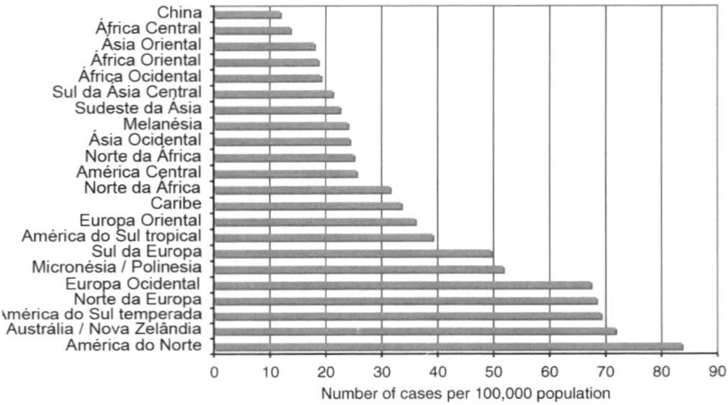

6. Variações no diagnóstico de câncer de mama no mundo.

Distribuições bastante semelhantes podem ser encontradas em todos os países desenvolvidos. Se olharmos para o eixo esquerdo na figura – os números reais para cada idade – o pico ocorre na faixa etária entre cinquenta e setenta anos – embora o risco seja maior, há menos mulheres na faixa etária de mais de setenta anos devido a mortes por outras causas. Como também se pode observar, poucas mulheres com idade inferior a quarenta anos são diagnosticadas com a doença, apesar de as campanhas de arrecadação de recursos muitas vezes usarem mulheres dessa faixa etária como exemplo em seus materiais promocionais. A segunda figura, a Figura 5, ilustra a distribuição dos casos sob outro ângulo, o da classe social. Isso demonstra que mulheres com melhor situação financeira e com nível educacional mais alto têm risco significativamente maior do que aquelas com situação financeira desfavorecida. Mulheres de meia-idade com nível educacional alto costumam ser ativistas formidáveis, tendo tempo e informação para fazer um lobby eficaz. Veremos mais adiante no livro que nem as pesquisas sobre o câncer e nem o acesso ao tratamento são organizados exclusivamente com base na necessidade, mas muitas vezes são influenciados pela pressão do lobby em nome de grupos particulares.

Os dados sobre o risco de câncer de mama em todo o mundo mais uma vez mostram algumas tendências surpreendentes. Observando a Figura 5, vê-se que há uma sugestão clara de que o câncer de mama está de alguma forma associado à riqueza – os países mais ricos têm índices mais altos do que os mais pobres. Para a ligação entre tabagismo e câncer, há uma relação bastante evidente entre o consumo e os riscos. É mais difícil entender por que uma renda média superior aumentaria o risco de uma doença – é o inverso da maioria das tendências em saúde pública. Então, por que isso? Um dos fatores é a estrutura etária da população. Como ilustra a Figura 4, o risco de câncer aumenta com a idade. Assim, uma mulher em um país pobre com uma baixa expectativa de vida talvez simplesmente não viva tempo suficiente para desenvolver câncer de mama, já tendo morrido de outra doença. Isso, no entanto, não leva em conta o amplo alcance do risco observado. Há várias teorias sobre a diferença subjacente observada, e a explicação mais provável se refere ao efeito dos hormônios sobre o tecido da mama. Por exemplo, os efeitos do risco de câncer relacionado à idade da primeira gravidez e ao número de gestações são claros. Início tardio da puberdade, primeira gravidez precoce e gestações frequentes são fatores que parecem proteger contra o câncer de mama.

No Ocidente, a puberdade ocorre mais cedo agora do que no passado devido a uma nutrição melhor e a dietas com maior teor de proteína, ao passo que a gravidez ocorre mais tarde devido a métodos de contracepção eficazes, à crescente independência das mulheres e a um nível mais alto de instrução. Em países mais pobres, a puberdade ocorre mais tarde, e as mulheres têm menos controle sobre a fertilidade. Ainda que essa situação sem dúvida crie todos os problemas potenciais, isso parece proteger contra o câncer de mama. A amamentação, que afeta os níveis hormonais pós-parto, também parece proteger contra o câncer de mama e, sendo a amamentação mais prevalente entre as mulheres mais instruídas no Ocidente, pode predizer uma tendência inversa. Os índices de fertilidade tendem a cair e a idade da primeira gravidez tende a aumentar à medida que a renda nacional e pessoal aumenta. Por isso, pode-se esperar que, tal como o câncer de pulmão, o desenvolvimento econômico resulte em um aumento nos casos de câncer de mama em todo o mundo.

A mama é um órgão que muda ao longo da vida em resposta a mudanças nos níveis hormonais (decorrentes da puberdade, gravidez, amamentação, menopausa ou terapias com medicamentos, como contraceptivos orais e terapia de reposição hormonal). Em consequência disso, os tratamentos médicos que afetam níveis hormonais podem alterar o risco de desenvolver câncer de mama. A terapia de reposição hormonal (TRH) é amplamente utilizada para tratar os sintomas da menopausa. Esperava-se que, além de ajudar a aliviar sintomas como ondas de calor (fogachos) e perda da libido, a TRH impedisse doenças que tendem a ocorrer com frequência maior após a menopausa, como doenças cardíacas e perda óssea (osteoporose) com risco associado de fraturas.

Apesar de eficaz em alguns desses objetivos, a TRH também parece aumentar o risco de câncer de mama com o uso prolongado. Um efeito similar é observado com a pílula anticoncepcional, que também funciona através da alteração do ambiente hormonal normal. Estes, então, são efeitos desconcertantes: algumas mudanças hormonais (aquelas associadas com a gravidez e a amamentação) protegem contra o câncer de mama, enquanto outras (uso de anticoncepcionais orais e TRH) aumentam o risco. Nesse contexto, muitas pesquisas de laboratório estão focadas no papel que os hormônios desempenham nas origens do câncer de mama e no desenvolvimento de medicamentos que interfiram com as vias hormonais e, assim, tratem esse câncer. Um desses medicamentos, o tamoxifeno, que age principalmente através do bloqueio do hormônio estrogênio, pode ser considerado um dos medicamentos mais efetivos de todos os tempos, tendo salvado a vida de milhões de mulheres e ajudado a prolongar a de muitas outras nos 25 anos desde que passou a ser usado clinicamente (ver capítulo 3).

Por fim, há uma noção, promovida de certa maneira por grupos que fazem campanha por melhores tratamentos e pesquisas, de que o câncer de mama é uma doença de mulheres jovens. Em geral, como já vimos, não é esse o caso. No entanto, estudos de padrões de risco de câncer de mama revelaram que algumas famílias parecem estar sob risco elevado, com mães, irmãs e tias sendo afetadas ainda jovens, muitas vezes com a doença em ambos os seios ou associada a câncer de ovário ou de próstata, em familiares do sexo masculino. Essas famílias são candidatas óbvias para estudos mais profundos e, em virtude dos riscos evidentes para as famílias envolvidas, os doentes costumam ser bastante receptivos à participação em pesquisas. Estudos dos padrões hereditários nesses casos sugeriram que o risco de câncer de mama foi transmitido de mãe para filho, com um risco 50/50, sugerindo também pelo menos duas formas hereditárias comuns da doença, além de um número de versões menos comuns. Essa área de pesquisa será abordada em mais detalhes no capítulo 2.

Câncer de fígado

O câncer de fígado é um dos mais comuns em todo o mundo, mas com um padrão de distribuição bastante diferente do padrão do câncer de pulmão e de mama. É interessante observar que uma vacina gratuita (contra a hepatite B) pode prevenir o desenvolvimento desse câncer de forma eficaz. É o sexto tipo de câncer mais comum em termos de novos casos, mas a terceira causa mais comum de morte por câncer, refletindo a natureza altamente agressiva da doença. Há uma série de características básicas para o padrão dos casos de câncer de fígado que merecem um exame mais detalhado. É entre cinco a sete vezes mais comum em partes da China e da África do que na Europa e na América do Norte. A doença é quase sempre fatal, em parte porque ocorre em regiões do mundo com cuidados de saúde menos desenvolvidos, mas sobretudo porque surge como resultado de uma lesão grave pelo vírus da hepatite B no fígado.

O câncer de fígado é vinculado a danos hepáticos crônicos, e na Europa e na América do Norte tais danos costumam ser causados pelo abuso de álcool. Nas regiões do mundo onde o câncer é mais comum, o fator mais importante é a infecção pelo vírus da hepatite B (HBV), descrito pela primeira vez em 1965 pelo dr. Baruch Blumberg, que recebeu o Prêmio Nobel por seu trabalho. Estudos epidemiológicos estabeleceram a ligação entre hepatite e câncer de fígado há alguns anos. Trabalhos posteriores demonstraram que a biologia molecular do vírus foi consistente com um papel causal direto, e não uma associação aleatória. Com a ligação entre o vírus e o câncer estabelecida, a possibilidade de uma vacina contra um câncer comum tornou-se uma realidade. Para a felicidade de todos os envolvidos, a vacinação contra o HBV tem sido um grande sucesso, e os benefícios para as populações de maior risco manifestam-se rapidamente.

Cânceres de intestino

Os cânceres de intestino em geral ocorrem na extremidade superior (estômago e esôfago) ou inferior (cólon e reto), com cânceres da parte intermediária (intestino delgado) sendo relativamente raros. Existem algumas tendências interessantes nos padrões de cânceres de intestino sobre as quais falarei, começando pela extremidade superior, com o câncer de estômago.

No geral, quase 1 milhão de pessoas são diagnosticadas com câncer de estômago a cada ano, e cerca de dois terços das pessoas acometidas morrem da doença – pelo menos 650 mil. A incidência de câncer de estômago vem diminuindo no Ocidente ao longo dos últimos cinquenta anos, conforme ilustra a Figura 7, passando de um câncer relativamente comum a um câncer agora bastante raro. Em outras partes do mundo, a incidência também começou a diminuir, porém em um período mais recente. Várias razões foram sugeridas para isso, que vão desde o aumento ao acesso a refrigeradores baratos até tratamentos médicos para úlceras do estômago. Entretanto, no presente, as razões para essas mudanças não são totalmente compreendidas.

O câncer do intestino grosso, ou câncer colorretal, também mostra grande variação entre populações. Em termos gerais, o câncer colorretal é comum na Europa e na América do Norte, menos comum no Extremo Oriente e incomum na África. É, assim, uma doença com predominância no mundo desenvolvido. Ao todo, cerca de 1 milhão de pessoas são diagnosticadas com a doença a cada ano, e cerca de metade dos pacientes morre da doença. As taxas de mortalidade estão diminuindo na América do Norte e na Europa devido a uma maior conscientização sobre a doença, a diagnósticos precoces e a melhores tratamentos. Estudos sobre imigrantes sugerem que as diferenças são

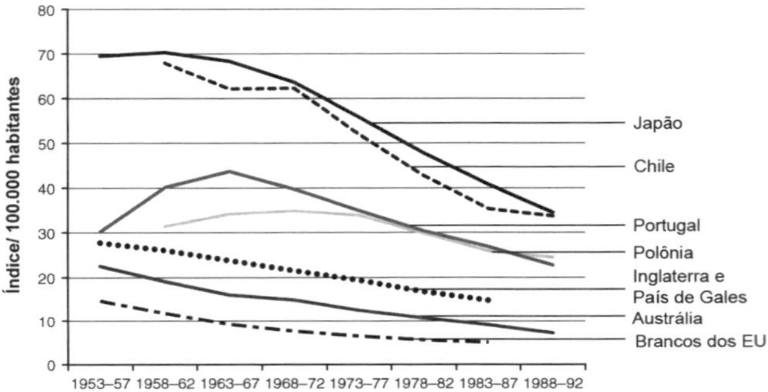

7. Incidência de câncer de estômago ao longo do tempo.

ambientais em vez de raciais – imigrantes de países de baixo risco para países de alto risco rapidamente entram no padrão de risco de sua nova pátria. Além disso, países com dietas cada vez mais ocidentalizadas como o Japão estão sofrendo um aumento na incidência da doença. O candidato principal para esse efeito é, portanto, a dieta – as diferenças no ambiente de revestimento do intestino grosso surgem das diferenças do que entra pela extremidade superior! Parece ser uma espécie de efeito recíproco – mudanças na dieta nos últimos cinquenta anos tornaram o câncer de estômago cada vez mais raro, mas levaram a um aumento do risco de câncer na outra extremidade do intestino. O estudo dessas mudanças oferece pistas importantes sobre as origens do câncer e também pode apontar o caminho para estratégias de prevenção.

Câncer de próstata

O câncer de próstata é uma doença interessante. Na Europa e na América do Norte, é o câncer mais diagnosticado em homens e uma das principais causas de morte por câncer nesses pacientes. Em 2007, em todo o mundo, havia 670 mil homens diagnosticados com a doença. As mortes são mais difíceis de determinar uma vez que muitos homens diagnosticados com câncer de próstata em estágios iniciais morrem *com* a doença, e não *da* doença. Tal como ocorre com o câncer de mama, há grandes diferenças nas incidências entre os países. Algumas dessas parecem ser motivadas por variações nos índices de uso de um exame de sangue para o antígeno prostático específico (*prostate-specific antigen*, PSA), que detecta cânceres avançados e pode ser usado como um exame de rastreamento.

O antígeno prostático específico é uma proteína produzida pela próstata, cuja função normal consiste em liquefazer o fluido produzido durante a ejaculação. (Aqui, um aparte – roedores não produzem PSA, produzem um tampão sólido de sêmen durante o coito; no entanto, camundongos são bastante usados em pesquisas sobre o câncer de próstata.) O PSA é encontrado em pequenas quantidades no sangue de homens que não têm câncer. Na presença de um câncer de próstata (mas também em outras doenças que afetam a próstata), quantidades maiores são liberadas para a corrente sanguínea, permitindo que o PSA seja medido para ser usado tanto como um teste diagnóstico precoce quanto como um exame de acompanhamento do câncer da próstata. Desde o início da década de 1990, o exame vem tornando-se cada vez mais acessível e utilizado tanto para o rastreamento de cânceres não diagnosticados quanto como uma ferramenta para acompanhar a resposta do câncer ao tratamento. Nos Estados Unidos, o teste tem sido amplamente oferecido através de vários distribuidores e divulgado ao público pelos fabricantes de kits de teste – saber o nível de PSA é agora tão essencial para os homens quanto saber o nível de colesterol era um tempo atrás. No Reino Unido, até recentemente, a política do governo desencorajava testes "oportunistas" de PSA, e não havia um programa sistemático de rastreamento, sob a alegação de não haver provas de que o diagnóstico precoce do câncer de próstata reduz a taxa de mortalidade da doença. Dados recentes de estudos clínicos sobre testes diagnósticos sugerem que o exame de PSA pode reduzir as mortes por câncer de próstata, mas também que cerca de quarenta homens precisam ser tratados para o câncer detectado através do PSA a fim de salvar uma vida. Não se sabe se esse nível de benefício resultará na criação de programas de diagnósticos. É importante observar que esse nível é semelhante ao de benefício do rastreamento do câncer de mama. Embora aplicado em larga escala, os benefícios do rastreamento não são tão claros como se poderia supor a partir da aplicação generalizada do rastreamento do câncer de mama no mundo ocidental. Por enquanto, o exame de PSA é variável em todo o mundo e orientado em grande parte pela demanda de consumo.

Se olharmos para o diagnóstico e as taxas de mortalidade por câncer de próstata, algumas diferenças óbvias serão percebidas (Figura 8). Os homens que vivem na Europa e na América do Norte têm uma taxa de mortalidade notavelmente maior do que os que vivem na Indochina, onde a doença é bem mais rara, como também em grande parte da África. Na Europa e na América do Norte, existem outras variações interessantes, como o aumento do risco de morte conforme aumenta a distância da linha do Equador, um efeito mais bem observado nas populações brancas dos Estados Unidos e da Austrália, onde a etnia da população branca é bastante uniforme. Se prestarmos atenção a efeitos étnicos, há também variações marcantes, com homens de origem africana apresentando quase o dobro do risco de morte por câncer de próstata do que homens brancos. Em contraste, homens de ascendência indochinesa retêm o menor risco das suas regiões de origem, semelhante ao efeito observado com as mulheres e o câncer de mama.

Como podemos explicar isso? A melhor evidência sugere que as diferenças entre as populações de brancos e asiáticos são determinadas por variações na dieta somadas a uma sensibilidade racial distinta ao que causa o câncer de próstata (algo em grande parte desconhecido). A variação com a latitude é muito mais difícil de explicar através da dieta e não é explicada pela raça, como pode ser observado na Europa, na América do Norte e na Austrália. A melhor explicação parece ser a exposição à luz solar, considerando-se esta como um elemento protetor. É uma conclusão surpreendente, dadas as amplas campanhas de saúde pública com o objetivo de reduzir a exposição das pessoas ao sol. Como a exposição solar pode afetar o risco de câncer em um órgão interno cuja proteção contra o sol é a máxima possível? A resposta parece ser a vitamina D. A falta de vitamina D leva ao raquitismo e evoca imagens de asilos vitorianos e crianças deformadas, mas a versão da doença no século XXI pode ser um risco maior de câncer, conforme o quadro adiante ilustra.

Vitamina D, luz solar e câncer

A vitamina D está intimamente envolvida no crescimento e no desenvolvimento de uma grande variedade de tecidos, incluindo estruturas glandulares tais como a próstata e a mama. O metabolismo da vitamina D é complexo, mas uma etapa importante ocorre na pele e requer luz solar. A falta de exposição à luz solar durante períodos prolongados pode, assim, levar a uma escassez de vitamina D "ativa" – não o suficiente para causar raquitismo, mas o suficiente para influenciar as chances de desenvolver câncer de próstata. Isso também explica por que homens de origem africana, que costumam ter a pele mais escura, podem ter maior risco de desenvolver câncer de próstata quando vivem em latitudes temperadas. Se essa hipótese for verdadeira, pode-se prever que os indivíduos brancos com maior exposição ao sol em uma determinada população têm um risco menor de desenvolver câncer de próstata. Um bom índice de exposição ao sol é o câncer de pele, e há estudos sobre o risco de câncer de próstata em pacientes com câncer de pele. Como previsto, o risco de câncer de próstata é reduzido em indivíduos com níveis mais elevados de exposição ao sol evidenciada por danos solares à pele e pelo câncer de pele. Além disso, com exposição ao sol, a redução do risco de um indivíduo desenvolver câncer de próstata é substancial – um estudo estima que pode chegar a 40%. Mesmo naqueles que desenvolvem câncer de próstata, a exposição ao sol parece retardar o diagnóstico de modo significativo – cerca de cinco anos, de uma média de idade de 67 anos para os menos expostos ao sol até 72 anos para os mais expostos ao sol. A mensagem essencial, portanto, parece consistente – a ação de um dos maiores assassinos da população masculina pode ser prevenida através de uma maior exposição ao sol, mesmo que as políticas de saúde pública façam advertências contra isso!

Se esse efeito está presente no caso do câncer de próstata, sem dúvida mediado por fatores circulatórios gerados na pele, será que poderia ser observado também em outros cânceres? A resposta parece ser "sim", e o tamanho do efeito é semelhante para quase todos os cânceres de órgãos internos. Os únicos cânceres que têm incidência aumentada pela exposição ao sol são os de pele

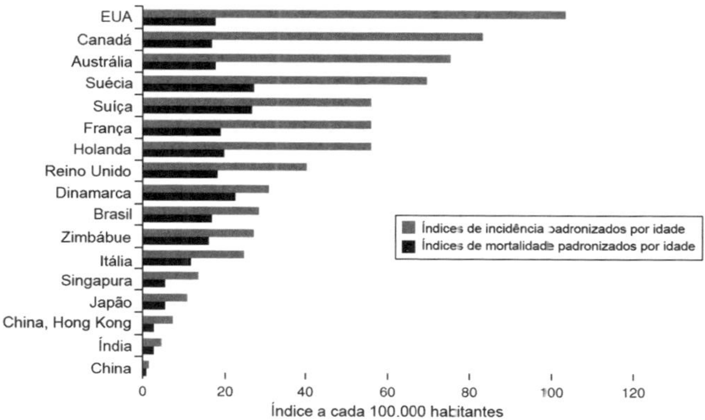

8. Incidência e mortalidade por câncer de próstata.

(em especial o melanoma), que na verdade matam relativamente poucas pessoas. O estudo da mortalidade por câncer de próstata aponta, assim, para aspectos interessantes sobre a causa de cânceres comuns e indica uma ligação surpreendente que desafia os padrões atuais das recomendações de saúde pública. Na opinião do autor, é urgente que o conhecimento aceito sobre exposição ao sol passe por uma revisão radical.

Há um segundo conjunto notável de diferenças entre diagnósticos e taxas de mortalidade. Se compararmos, por exemplo, o Reino Unido aos Estados Unidos, observamos taxas de mortalidade semelhantes, mas taxas de diagnóstico bastante diferentes por 100 mil habitantes, com mais que o dobro de casos diagnosticados por morte por câncer de próstata nos Estados Unidos em relação ao Reino Unido. Dito de outra maneira, o percentual de homens com câncer de próstata que morrem da doença nos Estados Unidos é muito menor do que no Reino Unido.

Há uma série de explicações possíveis – o câncer de próstata pode ser mesmo mais comum nos Estados Unidos e o sistema de saúde do país talvez seja duas vezes mais eficiente em tratá-lo do que o sistema britânico. Embora seja verdade que o sistema de saúde do Reino Unido mostre resultados ligeiramente inferiores em comparação com o sistema dos Estados Unidos, essas diferenças para a maioria dos tipos de câncer são da ordem de alguns pontos percentuais, e é pouco provável que expliquem a aparente diferença nas taxas de cura. Além disso, se observarmos as taxas de detecção de outros cânceres comuns, o Reino Unido e os Estados Unidos costumam apresentar números semelhantes em populações de 100 mil habitantes, sugerindo que há outros fatores em ação. A explicação é o exame de PSA.

Diferenças nas políticas públicas e na disponibilidade de exames de PSA têm resultado em um número menor de homens testados no Reino Unido do que nos Estados Unidos, com uma taxa consequentemente mais baixa de diagnóstico da doença. No entanto, a maioria dos homens diagnosticados nos Estados Unidos, onde há altas taxas de exame de PSA, apresenta a doença em um nível clínico trivial. Isso nunca os teria incomodado caso não tivessem sido diagnosticados com câncer, sugerindo que a grande diferença na incidência é em grande parte causada por maiores taxas de diagnóstico da doença em fase não letal e de baixo grau nos Estados Unidos em comparação com o Reino Unido. Nos dois lados do Atlântico, um número menor de homens é diagnosticado e eventualmente morre de formas mais agressivas da doença. Desde o final da década de 1990 as taxas de mortalidade vêm caindo, mas se isso é um resultado direto do rastreamento ou se deve-se a outros fatores é assunto de debates acalorados.

Políticas de tratamento do câncer

É evidente que há diversas perspectivas sobre políticas de tratamento do câncer, as quais estão intimamente ligadas à economia da doença. Para os fins deste capítulo, destacarei as diferenças entre os casos diagnosticados e as taxas de mortalidade e como elas determinam as políticas em relação à doença, utilizando o câncer de mama e o câncer de próstata para ilustrar as diferenças de gênero e o câncer de mama e o de pulmão para ilustrar os efeitos da classe social.

Em muitos aspectos, o câncer de próstata é o equivalente masculino do câncer de mama. As semelhanças estendem-se a diversos níveis: ambos os órgãos desempenham um papel na sexualidade e na reprodução; ambos se alteram durante a vida em resposta a níveis hormonais; ambos os cânceres podem ser tratados através de modificações no ambiente hormonal; e os tratamentos para os cânceres que surgem nos respectivos órgãos causam profundas alterações na função sexual. Politicamente, o poderoso imaginário sexual e emocional do seio vem sendo usado com sucesso por décadas para canalizar fundos de pesquisa e de tratamento para o câncer de mama. Isso resultou em uma melhoria constante e progressiva dos resultados para mulheres com câncer de mama, refletida no aumento da sobrevida e na redução de danos causados por tratamentos bem-sucedidos. Por exemplo, é cada vez mais comum que as mulheres possam optar por cirurgias menos mutilantes e de reconstrução mamária em vez de mastectomias radicais. Na questão do financiamento de medicamentos, as mulheres foram mais uma vez muito eficientes na campanha por novos tratamentos – tal como atesta a rápida adoção do trastuzumabe (mais conhecido como Herceptin) em todo o sistema de saúde norte-americano e europeu.

Até há pouco tempo, apesar do paralelo biológico, não havia ocorrido nenhum movimento análogo de apoio aos homens com câncer de próstata ou campanhas para melhorar os tratamentos e os resultados. Até 1995, por exemplo, os gastos com pesquisas sobre o câncer de próstata no Reino Unido foram de apenas um décimo dos com o câncer de mama. Nos últimos dez anos, essa situação mudou, o que se deve em parte ao exame de PSA. Isso reposicionou o espectro do câncer de próstata substancialmente à "esquerda", com uma diminuição de casos avançados e um aumento de casos iniciais para os quais há mais opções de tratamento e existe a possibilidade de cura ou de sobrevida prolongada com a doença. Essa histórica falha de saúde pública e de interesse de pesquisa é particularmente surpreendente, dada a concentração geral de poder político e econômico nas mãos de homens de meia-idade ou mais velhos – aqueles com maior risco de desenvolver a doença e com pouco risco de desenvolver câncer de mama (embora os homens possam vir a ter esse tipo de câncer). A diferença parece ter origem na psicologia distinta de homens e mulheres: é aceitável que as mulheres discutam o câncer de mama, e a imagem das mulheres não é depreciada, mas fortalecida pela doença – a turnê mundial de Kylie Minogue atesta isso. Por outro lado, no passado era difícil para os homens falar sobre a doença, em especial quando alguns tratamentos trazem riscos "desvirilizantes", tais como impotência e incontinência, sem mencionar a rota constrangedora para o diagnóstico (através do reto). Junto com a abordagem "avestruz" adotada pela maioria dos homens em relação a todos os assuntos associados à saúde, o resultado é o preço pago por homens cujas vidas são mais curtas e menos saudáveis do que as das mulheres.

Mais recentemente, no entanto, houve uma mudança nas políticas públicas e econômicas, com mais dinheiro investido no tratamento para homens e em pesquisas sobre a doença. Sem dúvida isso foi motivado, ao menos em parte, pelo reconhecimento da indústria farmacêutica de que é possível ganhar muito dinheiro com um dos cânceres masculinos mais fatais do Ocidente. Houve também uma mudança no discurso de figuras públicas sobre a doença, como Colin Powell, Roger Moore e Rudolph Giuliani, que falaram abertamente sobre os seus tratamentos.

Por fim, vale mencionar a questão do tabagismo e de políticas públicas no contexto das políticas de tratamento do câncer, já que estas têm variado bastante em todo o mundo e ao longo das décadas. Não muito tempo atrás, as empresas de tabaco faziam anúncios com slogans de que uma marca de cigarro em particular era a preferida dos médicos. A ligação entre tabagismo e um maior risco de desenvolver vários tipos de câncer é um dos triunfos da investigação epidemiológica, e resultou em reduções maciças nas taxas de tabagismo e de doenças ligadas a ele no mundo desenvolvido. Uma série de medidas assegurou isso, desde ações legais (proibição de fumar) e educativas (proibição de publicidade e patrocínio, avisos de saúde) até medidas fiscais (impostos sobre o produto, o que tem a vantagem adicional de pagar pelos cuidados de saúde necessários para o tratamento das consequências do fumo). No entanto, no mundo em desenvolvimento a situação é outra: o tabagismo ainda é considerado "charmoso", visão sustentada pela publicidade e pelo marketing focado nos jovens, e não o hábito proscrito e banido às calçadas frias como vem cada vez mais se tornando na Europa e na América do Norte.

Além disso, o dinheiro que as grandes empresas multinacionais de tabaco levam para países em desenvolvimento carrega consigo influência política, o que pode ser usado para suavizar o ataque dos órgãos de saúde pública ao tabagismo que ocorreu no Ocidente. Junto com as faixas etárias mais jovens dos países em desenvolvimento, uma epidemia de cânceres relacionados com o tabagismo – pulmão, bexiga, boca, garganta – pode ser antecipada para os próximos anos no mundo em desenvolvimento. Em países como a China, que estão se modernizando e melhorando a qualidade e a expectativa de vida, um aumento na incidência desses tipos específicos de câncer pode ser esperado.

Capítulo 2

Como o câncer se desenvolve?

A fim de entender como o câncer se desenvolve, é necessário incluir um panorama sobre biologia celular básica. A célula é o elemento básico que compõe todas as coisas vivas. O corpo humano tem em comum com todos os animais – desde o menor, como os fungos, até o maior, a baleia azul – ser composto por células. Alguns animais – os fungos, por exemplo – são compostos por células individuais, e outros, nós incluídos, por vários tipos diferentes de células: sangue, osso, cérebro, rins e assim por diante. Todas as células de um organismo têm um ciclo de vida cuidadosamente controlado. O câncer ocorre quando problemas no controle desse ciclo levam a um crescimento desregulado de um grupo de células que podem se difundir e danificar outras estruturas no corpo. Este capítulo se concentrará em como o câncer se desenvolve e também na biologia subjacente necessária para entender esse processo. Também ilustrará como a compreensão das causas pode ser usada para definir estratégias de tratamento.

O componente celular chave para o entendimento do câncer é o núcleo, que comporta o DNA (ácido desoxirribonucleico), no qual está contido o código genético. A Figura 9 mostra o diagrama de uma molécula de DNA. O câncer é causado fundamentalmente por danos ao DNA que conduzem a um crescimento anormal e desregulado de células. Apesar de diferentes células terem aparência e função diversas (por exemplo, células nervosas, células musculares e células sanguíneas), todas as células de um dado organismo compartilham o mesmo código de DNA. O DNA agrupa-se em longas cadeias chamadas cromossomos. Existem 23 pares cromossômicos em cada célula humana. Dentro de cada cromossomo, o DNA é organizado em genes, cada um com um código para uma única proteína. Podemos pensar em genes e cromossomos como sendo uma biblioteca cheia de livros, com cada um dos 23 cromossomos compondo um volume individual e cada um dos 21 mil genes compondo uma página de instruções em cada volume. É fácil perceber conceitualmente o modo como um dano em uma página de instruções pode conduzir a alterações nas propriedades de uma célula. Este capítulo descreverá brevemente como essas diferentes estruturas funcionam e interagem e como elas podem sofrer danos que levem ao desenvolvimento de um câncer.

A vida começa como um único óvulo fertilizado que se desenvolve primeiro em um aglomerado de células idênticas que, em seguida, de modo progressivo, cresce, se organiza e se desenvolve até compor um indivíduo complexo. O processo pelo qual as células se desenvolvem a partir desse grupo preliminar em subtipos altamente especializados é um dos mais complexos na natureza, ainda que aconteça o tempo todo ao nosso redor e dentro de nós. Sem dúvida isso requer uma rede intrincada de equilíbrio por compensação, o que exige que as células se comuniquem com as vizinhas para garantir que o caminho certo para o desenvolvimento seja seguido no momento certo. Para tanto, as células desnecessárias devem ser excluídas e eliminadas com o mínimo de perturbação (um processo chamado apoptose, a partir da palavra grega que significa "queda de pétalas"). Enquanto os órgãos se desenvolvem, eles precisam criar as próprias reservas de sangue e mantê-las em resposta a danos. Para isso, é preciso que os sistemas de órgãos se comuniquem uns com os outros; por exemplo, os nervos se conectam aos músculos que controlam. As glândulas endócrinas (hormonais) coordenam-se para gerar os seus produtos em ciclos (por exemplo, os ovários) ou em resposta ao estresse (as glândulas

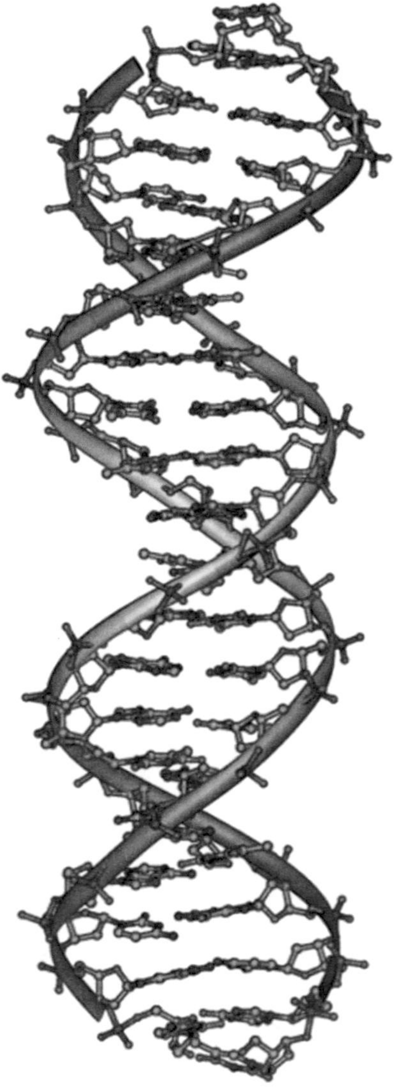

9. Estrutura do DNA.

suprarrenais). Isso se dá através de ativação e desativação coordenada dos genes enquanto os sistemas de órgãos individuais crescem e se desenvolvem. Uma vez que o processo de crescimento é concluído e o animal está formado, os tecidos precisam ser mantidos, eventuais danos precisam ser reparados e uma manutenção geral precisa ser feita por meio da verificação dos nutrientes fornecidos e processados, resíduos eliminados e assim por diante. Ao pensarmos na complexidade incrível de todas essas tarefas, é impressionante que os processos ocorram de forma tão estável por tanto tempo em tantas pessoas e que o câncer – que é, essencialmente, a divisão celular desregulada – não se desenvolva com mais frequência.

Estrutura e função do DNA

Como já foi mencionado, o código genético é armazenado nas células humanas em 23 pares de cromossomos. Cada cromossomo compreende uma longa molécula de DNA contendo os genes, os quais são intercalados por sequências espaçadoras. Cada gene é cercado por regiões de DNA que controlam quando um gene em particular é ativado ou desativado. Por exemplo, o gene que codifica a proteína de miosina, um componente-chave das células musculares, será ativado onde for preciso – nos músculos –, mas será desativado em outros tecidos onde não for necessário, tal como nas células nervosas. A rede de ativação e desativação gênica é fundamental para a regulação do comportamento celular, e o estudo desse controle é um elemento essencial da pesquisa sobre o câncer – se os controles não funcionam, as células podem crescer de modo desregulado, como ocorre no câncer.

Para entender como as células realizam todas essas funções, é necessário compreender um pouco mais sobre a estrutura do DNA e como o código incorporado na molécula de DNA é traduzido no produto final que é o organismo funcional. Vale lembrar que "DNA" é a sigla para ácido desoxirribonucleico. Antes da descoberta da estrutura de dupla hélice do DNA por Crick e Watson, em 1953, já se sabia que o DNA continha o código genético. A molécula de DNA (ilustrada na Figura 9) é uma longa coluna composta por duas cadeias intercaladas – um açúcar (chamado desoxirribose) e um fosfato ligados a quatro moléculas chamadas adenina, guanina, citosina e timina (abreviadas para A, G, C e T) e designadas como bases. As bases ficam dispostas ao longo da coluna da molécula de DNA e formam dois pares complementares, A com T e C com G, que se ligam uns aos outros. A dupla hélice do DNA resulta do pareamento de uma cadeia (a cadeia positiva ou senso) com uma cadeia antissenso complementar através do pareamento de A com cada T, de C com cada G, e assim por diante. As ligações A-T e C-G, assim, proporcionam a "cola" que mantém a estrutura de dupla hélice das cadeias de DNA. A natureza complementar do processo de ligação significa que, se as duas cadeias forem separadas e cada uma for utilizada como um molde para duas novas cadeias, o resultado serão duas cópias idênticas da primeira molécula de DNA.

Essa propriedade inerente ao DNA, de fazer cópias idênticas de si mesmo, é uma das propriedades essenciais de toda a vida na Terra. A estrutura do DNA é muito bem conservada em todos os níveis, desde o mais simples ao mais complexo. A fidelidade do processo de duplicação é também extremamente alta. O índice de erros é tão baixo que é preciso muitas gerações para que diferenças significativas se acumulem – o índice de "deriva" genética –, sendo um dos fundamentos da biologia evolutiva. Voltando à analogia do código genético com livros em uma biblioteca: cada vez que uma célula se divide, um conjunto completo de 23 pares de volumes com os seus

21 mil genes ("páginas" de informação) deve ser "digitado" pela célula. De tempos em tempos, uma vírgula, letra ou ponto final são digitados de forma incorreta. Tal como num livro, isso não altera o sentido, mas às vezes as mudanças serão críticas, com uma consequente alteração no modo como a célula-filha que carrega a mudança (chamada de mutação) funciona. O número de pequenas diferenças aleatórias pode ser controlado ao longo da árvore evolutiva para permitir a estimativa de quando duas espécies divergiram uma da outra.

Genes e controle da expressão gênica

A unidade fundamental em torno da qual o DNA se organiza é o gene. Um gene contém o código de uma única proteína. As proteínas podem ter muitas atribuições, que vão desde papéis estruturais (por exemplo, uma proteína chamada tubulina, que compõe o "esqueleto" interno da célula) até funcionais (como formar as partes dos músculos que se contraem). Esse fluxo de informação, por meio do qual a informação do DNA é transcrita em uma mensagem (no RNA [ácido ribonucleico]) e, em seguida, numa única proteína, é um dos conceitos fundamentais da biologia. As proteínas são os componentes principais das células, responsáveis por todas as atividades consideradas essenciais. Outros componentes celulares, como gorduras e açúcares, são produzidos como resultado das ações das proteínas. As proteínas, portanto, precisam ter um conjunto de funções. Estas incluem a sinalização intra e intercelular; a estrutura (uma espécie de andaime microscópico); e, muito importante, a formação de novas moléculas por proteínas chamadas enzimas, que atuam sobre outras moléculas biológicas com esse fim. Esse processo pode ser destrutivo (por exemplo, as enzimas das secreções digestivas – e o sabão em pó! –, que quebram os alimentos) ou construtivo (as enzimas envolvidas na produção de novas moléculas para a célula).

A produção de uma proteína a partir de um gene envolve a transcrição do gene em uma molécula de ácido ribonucleico mensageiro (mRNA) dentro do núcleo da célula. A molécula de RNA tem uma estrutura como a do DNA, mas se difere em aspectos importantes. Em primeiro lugar, o açúcar desoxirribose (o D no DNA) na cadeia é substituído pela ribose (o R no RNA). Em segundo lugar, a molécula é uma cadeia única. E, em terceiro lugar, a base timina (T) é substituída por uracila (U), embora o pareamento seja o mesmo.

Para criar RNA, a dupla hélice do DNA separa-se temporariamente em duas cadeias simples. Uma molécula de RNA complementar, em seguida, organiza-se e é transportada para fora do núcleo no citoplasma; após isso, o DNA fecha-se novamente. Esse processo, também uma engrenagem essencial da biologia, é chamado de transcrição e está ilustrado na Figura 10. Uma vez no citoplasma, o RNA mensageiro deve ser convertido em proteína, a segunda engrenagem essencial da tradução do código incorporado no DNA em proteínas funcionais. Um segundo tipo de RNA – chamado RNA de transferência – proporciona a ligação entre o RNA mensageiro e os componentes essenciais das proteínas. Para esse processo de tradução, o código triplo embutido no DNA é fundamental. As proteínas, como o DNA, são constituídas por cadeias de moléculas mais simples. Os componentes essenciais das proteínas, chamados aminoácidos, podem ser ligados entre si para formar cadeias praticamente infinitas. A molécula básica de aminoácido tem três características principais – denominadas carbóxi-terminal e (daí o nome) amino-terminal, além de uma ramificação lateral variável, que confere a cada aminoácido suas propriedades distintas (ilustrada como R na Figura 11).

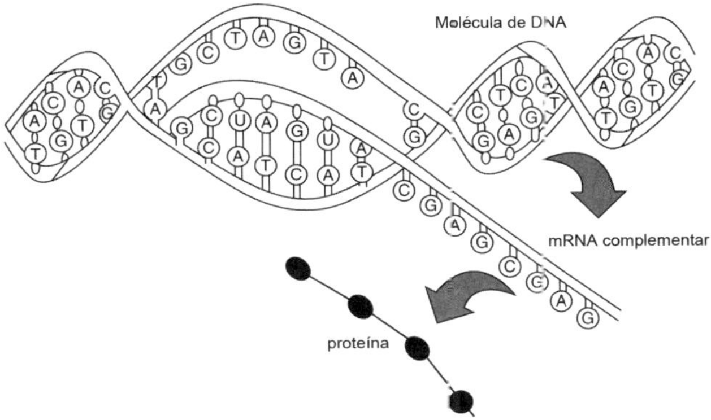

10. Transcrição.

Embora, em teoria, um número infinito de tipos de aminoácidos seja possível, somente vinte são encontrados em organismos vivos. O código de DNA é organizado em tripletos chamados códons. Existem 64 códigos de três letras possíveis usando A, T/U, C e G. Cada tripleto tem um significado específico e pode tanto se referir a um aminoácido quanto, na prática, funcionar como um sinal de pontuação. Por exemplo, dentro desse sistema de codificação, AUG significa "começar aqui" (o "códon inicial"); UAG, UGA e UAA significam "parar aqui", enquanto o restante é ligado a aminoácidos específicos – por exemplo, a cisteína é UGU ou UGC. Como existem 64 combinações possíveis do código triplo, mas apenas vinte aminoácidos, alguns aminoácidos possuem mais do que um código de tripleto. Pode-se perceber, por conseguinte, que uma mutação que altera uma única base pode alterar radicalmente a proteína resultante. Por exemplo, uma mudança de UGC (cisteína) para UGA (o sinal de parada) encurtará a proteína resultante, com uma possível mudança de função.

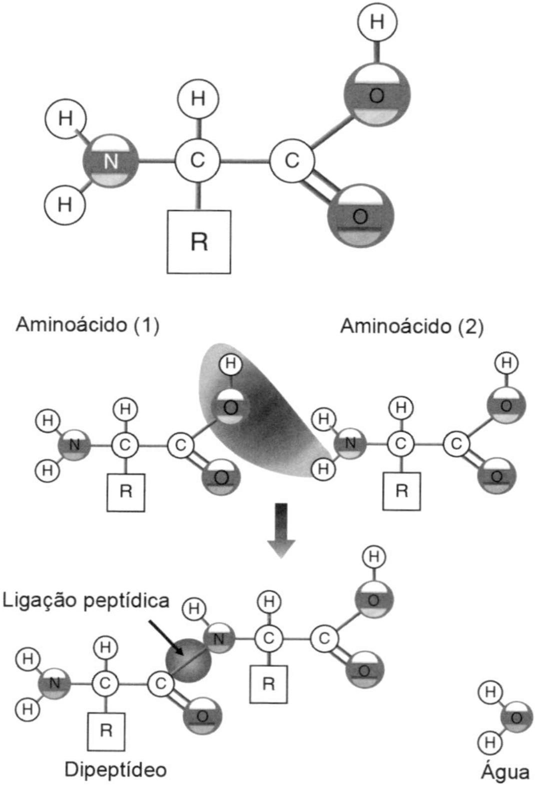

11. Estrutura de aminoácidos e proteínas.

Como já mencionado, o código essencial do gene é cercado por engrenagens regulatórias complexas (ver Figura 12) para garantir que os genes sejam ativados e desativados nos momentos apropriados. É essa regulação da função de um gene que costuma ser deficiente na célula cancerosa. A regulação da expressão gênica requer a interação de uma série complexa de eventos.

Para entender isso, é necessário detalhar um pouco mais a estrutura do gene (ver Figura 12).

As regiões de controle estão em ambos os lados da porção de codificação de um gene. Tal como ocorre com a região de codificação já descrita, pode-se entender facilmente como mudanças na regulação de um gene ou no processamento do RNA mensageiro podem resultar em sobreprodução ou subprodução de uma proteína ou na geração de uma proteína anormal com propriedades indesejáveis. Essas regiões de controle são elas próprias reguladas por outros genes, chamados fatores de transcrição, que aumentam ou diminuem a expressão gênica, como um controle de volume. Os fatores de transcrição são os reguladores principais de todo o processo. Portanto, não é surpreendente que muitos dos genes envolvidos no câncer façam parte dessa família de proteínas.

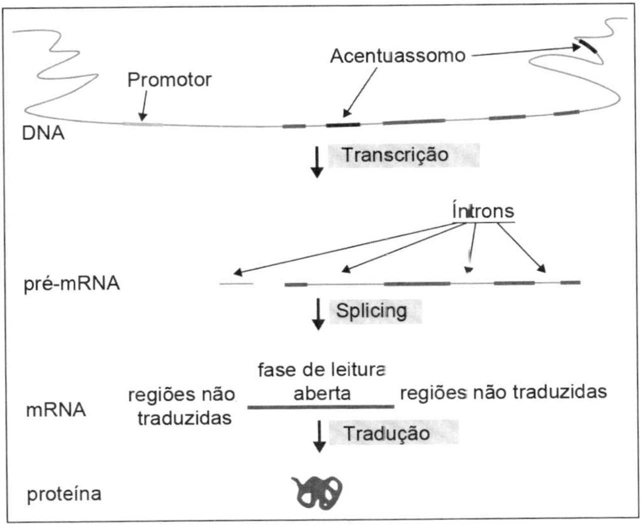

12. Estrutura e função dos genes.

As características distintivas do câncer

Após a descrição dos princípios básicos da engrenagem, podemos agora nos concentrar nas maneiras como os processos podem vir a enfrentar problemas que produzam um câncer. Em 2000, Douglas Hanahan e Robert Weinberg, dois biólogos renomados, publicaram um artigo pioneiro intitulado "The Hallmarks of Cancer" (em português, "As características distintivas do câncer"), em que sintetizaram as alterações necessárias e suficientes para produzir um câncer. Uma célula cancerosa é diferente de células normais porque se divide de forma desregulada. Além disso, as células cancerosas têm a capacidade de se espalhar e invadir outras partes do corpo. Hanahan e Weinberg resumiram os processos que precisam ocorrer na célula para que ela se transforme de um membro bem ajustado e cumpridor da lei na sociedade celular em um facínora perigoso. Essas alterações, ilustradas na Figura 13, são caracterizadas por:

- autossuficiência em sinais de crescimento positivos;
- ausência de resposta a sinais inibitórios;
- insucesso de "morte celular programada" para eliminação de células defeituosas;
- evasão de destruição pelo sistema imunológico,
- capacidade de crescer e invadir outros tecidos, causando destruição;
- capacidade de sustentar o crescimento por meio da criação de novos vasos sanguíneos.

As duas primeiras são razoavelmente autoexplicativas e levam ao crescimento desregulado. A terceira é menos evidente e está ligada ao processo de desenvolvimento. Se todas as células simplesmente crescessem e se dividissem, não seria possível, por exemplo, formar estruturas tubulares ocas, como os intestinos ou os vasos sanguíneos. Para fazer isso, certas células precisam ser excluídas do organismo em desenvolvimento, conforme ditarem as necessidades da estrutura em crescimento. Esse processo, já mencionado, é chamado de apoptose e constitui uma função celular essencial. A apoptose é também um método que o organismo usa para eliminar células defeituosas ou com mau funcionamento, como as que estão chegando ao fim do seu ciclo de vida e que precisam ser substituídas. As células cancerosas são por definição anormais e, portanto, deveriam autoexcluir-se.

O insucesso da apoptose é, assim, chave para a transformação de uma célula anormal em uma célula com potencial replicativo ilimitado. Outra característica da apoptose é que as células danificadas por quimioterapia ou radioterapia em geral não morrem de imediato, ficam apenas "com ferimentos fatais". A subsequente morte da célula costuma ocorrer através de apoptose, o que demonstra que o mecanismo de evasão não é completamente desligado, mesmo na célula cancerosa. O aumento da resistência à apoptose é, no entanto, uma das maneiras com que a célula cancerosa evita a destruição por quimioterapia ou radioterapia (ver capítulo 3). Em vista disso, compreender a apoptose é uma das principais áreas de pesquisa do câncer.

Outra característica distintiva do câncer é a sua capacidade de crescer e invadir outros tecidos no corpo enquanto evita a sua própria destruição pelo sistema imunológico. O sistema imunológico pode ser considerado uma força policial celular que identifica invasores, como, por exemplo, bactérias, e os elimina. Uma vez que as células cancerosas são anormais, o sistema imunológico deveria ser capaz de identificá-las e destruí-las. Evadir a esse processo é, assim, essencial para o câncer. Como já indicado, o crescimento e o desenvolvimento de células, tecidos e órgãos são regulados nos mínimos detalhes para

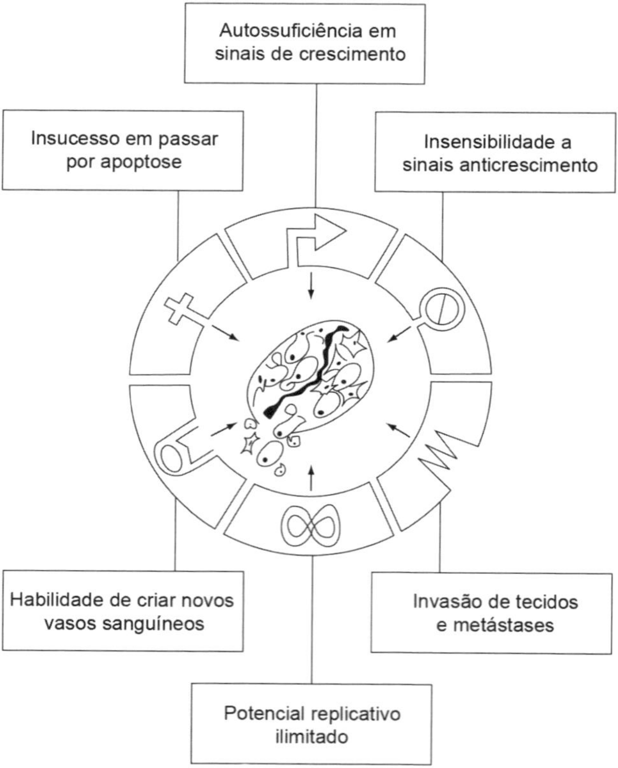

13. As características distintivas do câncer.

assegurar que o tipo de célula certo cresce no local e no momento certos no organismo. Um aspecto essencial para o crescimento do câncer é a aquisição da capacidade de crescer no lugar errado, e essa é uma característica que distingue um tumor maligno de um benigno, que pode crescer mas não pode se espalhar ou invadir. Deve-se salientar que tumores benignos podem acarretar consequências graves; por exemplo, um neuroma acústico é um tumor benigno do nervo auditivo que transmite sinais do ouvido interno ao cérebro. O tumor aumenta de forma progressiva, causando surdez e problemas de equilíbrio, sem nunca se espalhar para outros lugares.

A característica distintiva final do câncer é a capacidade de fazer crescer uma nova fonte de suprimento de sangue. Um conjunto de células maior do que cerca de um décimo de milímetro de diâmetro necessita de suprimento de sangue. Conforme o novo tumor cresce, ele deve adquirir a capacidade de estimular o crescimento de vasos sanguíneos. O crescimento dos vasos sanguíneos a partir de tumores é em geral desordenado e usa genes não envolvidos na manutenção de vasos sanguíneos normais. O processo é conhecido como angiogênese tumoral e, porque difere da angiogênese normal, tornou-se um alvo importante para o desenvolvimento de medicamentos. Se for possível interromper o suprimento sanguíneo do câncer, será possível impedir que ele continue crescendo. O bevacizumabe (Avastin), um dos medicamentos mais bem-sucedidos da nova geração de terapias de alvo molecular, age nesse processo.

Carcinogênese: como o câncer se origina

Como já indicado, o câncer é o resultado da ocorrência de alterações que permitem que as características distintivas da doença se estabeleçam. Para entender como o câncer se desenvolve, precisamos entender agora de que forma fatores externos provocam câncer – um processo conhecido como carcinogênese. Fundamentalmente, o câncer é o resultado de danos ao DNA que levam às alterações descritas acima e ilustradas na Figura 13. Todos os agentes que danificam o DNA, portanto, são carcinogênicos potenciais – agentes que causam câncer. O inverso não é verdadeiro, no entanto. Nem todos os agentes que causam câncer danificam diretamente o DNA, embora isso sempre aconteça no final do processo. Exemplos de substâncias carcinogênicas que não causam danos diretos ao DNA incluem o álcool e os hormônios sexuais envolvidos no câncer de mama e de próstata. Existem muitos tipos de carcinogênicos e muitos são bastante conhecidos – como, por exemplo, a fumaça do cigarro e a radiação ionizante. No caso do tabagismo, sabemos que em geral é necessário fumar muitos cigarros por muitos anos para o câncer se desenvolver. Isso sugere que o processo de carcinogênese é lento e potencialmente tem mais do que uma etapa. A partir dessa discussão, é previsível que seriam necessárias mutações em diferentes conjuntos de genes para causar as alterações distintivas descritas por Hanahan e Weinberg. Essa sequência de acontecimentos foi também postulada na década de 1990 e hoje costuma ser referida como "cascata de Vogelstein", com cada passo na sequência representando uma nova mutação (Figura 14).

O grupo do dr. Vogelstein estudou uma forma hereditária de câncer do intestino, uma doença em que uma série de etapas pré-cancerosas conhecidas (também chamadas pré-malignas) pode ser identificada nos pacientes. Eles coletaram tecidos dos pacientes e passaram a identificar quais genes eram anormais nas várias etapas ao longo do caminho, desde uma mucosa intestinal normal a um câncer clinicamente evidente. Descobriu-se que é possível identificar alguns genes que possivelmente precisam ser danificados para que cada etapa da cascata ocorra. Um trabalho subsequente demonstrou que cascatas de eventos semelhantes se aplicam a todos os tipos de tumores, embora os genes individuais envolvidos e a sequência de danos variem.

Uma maneira proveitosa de identificar genes é o estudo de famílias com os chamados cânceres "hereditários". O termo é um pouco equivocado, pois o câncer não

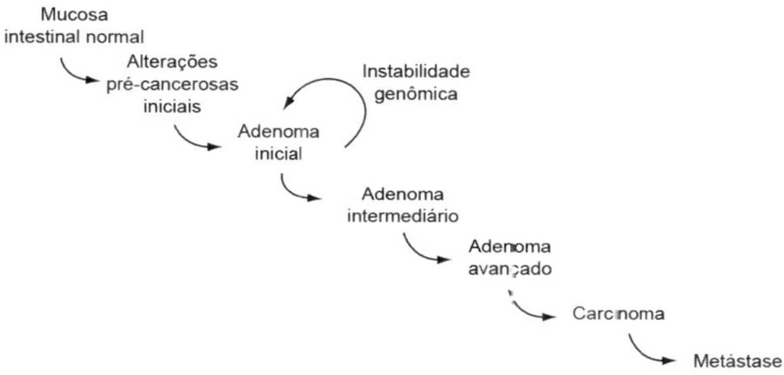

14. A cascata de Vogelstein.

é herdado da mesma forma como, digamos, um colar de diamantes, ou seja, como um objeto completamente formado. O que é hereditário é o risco muito maior de desenvolver uma doença de forma precoce, em geral de modo estrondoso e agressivo. Uma dessas doenças é a polipose adenomatosa do colo (APC, da sigla em inglês para *adenomatous polyposis coli*). Os pacientes com a doença desenvolvem vários adenomas benignos desde pequenos. Com o tempo, alguns adenomas transformam-se em câncer, e, sem tratamento, o paciente geralmente morre ao redor dos quarenta anos de câncer de intestino. Estudos de pacientes com a doença mostraram que eles tiveram alterações em um gene em particular, que foi denominado gene APC.

A identificação do gene APC nesses pacientes conduziu a um estudo mais aprofundado da função do gene, que funciona como um botão de "ligar/desligar". Se ele não estiver ativo, uma contenção importante do crescimento celular é removida e os adenomas se formam. Como é comum com cânceres hereditários, cânceres não hereditários e mais comuns apresentam anomalias semelhantes. Estudos sobre o câncer de intestino não hereditário confirmam que o gene APC é defeituoso em cerca de 80% desses casos esporádicos, de modo que o gene tem claramente uma função-chave na regulação do crescimento normal da mucosa do intestino.

Estudos de cânceres hereditários, assim, muitas vezes lançam uma luz importante sobre as causas de cânceres não hereditários. O estudo dessas "famílias com câncer" ajudou na identificação de genes-chave relacionados ao câncer, como o APC, o gene Rb (ligado ao retinoblastoma, um tumor ocular infantil raro), o p53 (ligado à síndrome de Li-Fraumeni, na qual os pacientes desenvolvem vários tipos de câncer diferentes) e o VHL (ligado à síndrome de Von Hippel Lindau, um distúrbio complexo que inclui câncer renal). Além disso, a análise das variações da história natural da doença hereditária nos ajuda a compreender qual seria a função normal desses genes. Todos os genes mencionados são denominados genes "supressores de tumor", mas é uma designação inadequada, pois este não é o seu papel principal no organismo. Como se pode prever a partir do gene APC, esses genes são reguladores essenciais do ciclo celular (os dois primeiros aspectos das características distintivas do câncer mencionadas anteriormente), e danos ou supressão da sua função levam a um crescimento descontrolado. O exame das funções normais desses genes lançou luz importante sobre a forma como o ciclo celular é regulado. Uma vez que a falta de controle do ciclo celular é uma característica distintiva do câncer, muitos tratamentos contra a doença atuam interferindo com os genes defeituosos do ciclo celular na célula cancerosa. Além disso, uma nova geração de medicamentos contra o câncer, as terapias de alvo molecular, está chegando às clínicas e às manchetes do jornais (ver capítulo 3). Esses medicamentos agem em moléculas específicas cuja falha é conhecida no câncer.

Nem todos os genes hereditários para o câncer estão diretamente envolvidos no ciclo celular, contudo. Um bom exemplo é o gene VHL, originalmente identificado em pacientes com síndrome de Von Hippel Lindau. Os pacientes desenvolvem diversas anormalidades desde pequenos, incluindo cistos no sistema nervoso, em especial no cerebelo (a parte do cérebro envolvida no equilíbrio e na coordenação), na medula espinal e na retina, além de tumores renais benignos e malignos. Os tumores renais costumam ser bilaterais e múltiplos e ocorrer desde cedo. Como para o gene APC, o paciente herda um gene com defeito. Se o gene restante for comprometido não haverá proteína de VHL em funcionamento na célula. Uma vez que tumores renais são relativamente raros mas comuns em pacientes com VHL, isso mostra que as chances de um determinado gene sofrer um dano são bastante altas, mas que sofrer dois danos leva muito mais tempo. Por isso tumores esporádicos são únicos e só aparecem mais tarde.

Estudos detalhados do gene VHL revelaram que ele está envolvido na detecção dos níveis de oxigênio da célula. Quando o nível de oxigênio está baixo, ocorre uma produção de sinais para as células vizinhas começarem a criar novos vasos sanguíneos. Em outras palavras, ele regula a angiogênese, uma característica distintiva do câncer (ver Figura 13). Outros estudos mostraram que essas alterações são suficientes para estimular a célula cancerosa no tubo de ensaio, e a substituição do gene VHL nesses modelos reverte as características cancerosas das células. Além disso, o tipo de tumor renal encontrado em pacientes com VHL, chamado de carcinoma de células renais, é caracteristicamente muito irrigado por vasos sanguíneos, como pode ser previsto pela função do gene. Estudos de carcinomas de células renais esporádicos (não herdados) revelaram que o VHL está mutado em cerca de 70% dos casos, fazendo da via VHL/angiogênese um alvo de tratamento atraente. As pesquisas de novos tratamentos baseados no gene VHL para o câncer renal, um câncer notoriamente difícil de tratar uma vez que tenha se espalhado, mostraram-se bastante produtivas, com seis medicamentos autorizados desde 2006 e vários outros pendentes, considerando-se que apenas dois medicamentos haviam sido autorizados para tratar a doença nos 25 anos anteriores. Todos esses agentes têm como alvo aspectos da via identificados pelas pesquisas genéticas descritas acima.

Câncer não hereditário

Ao passo que cânceres hereditários elucidam aspectos importantes das classes de genes envolvidas no câncer, a maioria dos casos da doença não resulta de uma predisposição hereditária óbvia. Como vimos no Capítulo 1, as principais causas de morte por câncer no mundo são tumores no pulmão, no estômago, no fígado, no cólon e na mama. Desses cânceres, o de pulmão está fortemente ligado ao tabagismo e o de fígado à infecção pelo vírus da hepatite B, com um papel importante desempenhado pelo consumo de álcool. Acredita-se que os cânceres do trato digestivo estejam ligados à dieta, mas a causa exata é ainda mal compreendida. Da mesma forma, o câncer de mama (e o câncer de próstata nos homens) está claramente ligado a fatores tanto dietéticos quanto hormonais. Como essas diversas influências agem para produzir as mudanças necessárias para gerar um dos tipos de câncer descritos acima?

O câncer do pulmão é o exemplo mais bem entendido de como um carcinógeno no ambiente pode interagir para gerar um câncer. O risco é sem dúvida associado à quantidade de tabaco consumida – há um efeito relacionado à dose – e à duração do consumo. Fumantes que param de fumar antes de desenvolver câncer têm um risco decrescente de apresentar a doença após a interrupção do hábito. Em termos de um modelo como o da cascata de Vogelstein, fumar deve ser responsável pela indução das primeiras etapas da cascata, e continuar a fumar deve também induzir as etapas subsequentes. Em modelos mais antigos da carcinogênese, a etapa preliminar costumava ser referida como uma iniciação, e as subsequentes como a promoção do crescimento do tumor, com uma etapa final denominada "transformação". Esses termos têm ainda valor, e, no laboratório, os agentes que convertem tumores de células não malignas em células cancerosas são muitas vezes referidos como transformadores das células. A análise da fumaça do tabaco revelou um grande número de agentes que resultarão em transformação em sistemas de cultura de células. Estudos detalhados dos componentes da fumaça revelaram os mecanismos moleculares precisos em ação, até o modo de interação com a dupla hélice do DNA. Um dos principais culpados é o benzopireno, e investigações minuciosas demonstraram que ele se liga à hélice do DNA, danificando a estrutura. A Figura 15 mostra a molécula do benzopireno ligada a uma dupla hélice de DNA.

Como mencionado acima, existe uma necessidade clara de danos ao DNA – um evento preliminar seguido por um período prolongado de acúmulo de danos, por vezes referido como promoção – antes de um evento final de transformação da lesão pré-cancerosa em um câncer completamente formado. No caso do tabaco, o processo parece ser conduzido pela exposição contínua à fumaça do tabaco, que tem propriedades prejudiciais diretas ao DNA. Para outras doenças, em particular cânceres de mama e de próstata, o papel de promotor é desempenhado pelos próprios hormônios do indivíduo. Tal como indicado no capítulo 1, o risco de câncer de mama é influenciado pelo tempo de exposição da mama a hormônios femininos cíclicos – por isso menarca precoce e menos gestações sem amamentação resultam em aumento do risco. Infere-se a partir disso que as repetições de ciclos de alterações na mama, induzidas pelo ciclo menstrual, intensificam os danos iniciais de carcinógenos ambientais ao DNA. Um efeito similar é visto no câncer de próstata, em que homens castrados cedo na vida (por

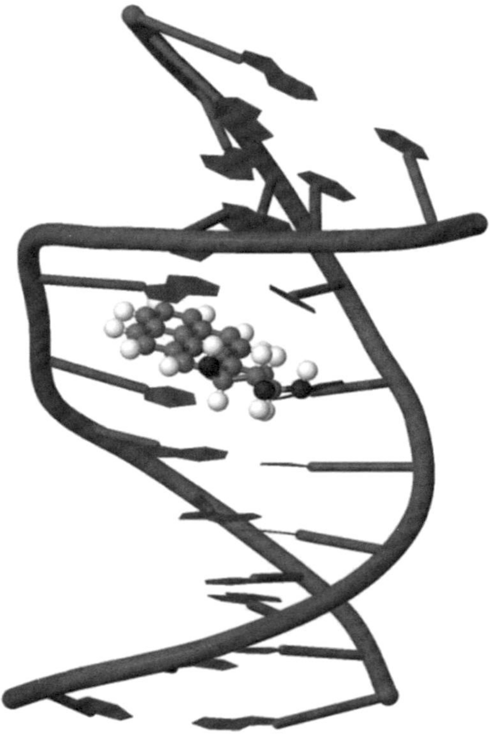

15. Ligação do benzopireno dentro do DNA.

exemplo, os eunucos) apresentam um baixo risco de desenvolver câncer de próstata em comparação com os outros homens, que, presumivelmente, são expostos aos mesmos carcinógenos ambientais. O álcool desempenha um papel semelhante em doenças do fígado. Como já referimos, o álcool não é um carcinógeno direto – ele não danifica o DNA. No entanto, o abuso de longo prazo de álcool induz ciclos de danos e reparos no fígado, com aumento da renovação celular. Tal como acontece no caso das alterações cíclicas na mama, esse aumento contínuo de atividade intensifica os danos causados pelos agentes que danificam o DNA, que também devem estar presentes, aumentando a possibilidade de acúmulo de mais danos ao DNA e de desenvolvimento de câncer.

Conforme mencionado no capítulo 1, no caso do câncer de fígado também temos conhecimento detalhado sobre o carcinógeno mais frequente: a infecção por hepatite B. A doença causa enorme sofrimento no mundo todo, mas em particular na China e em outras partes da Ásia, onde até 10% da população é cronicamente infectada. Há índices mais baixos na Índia e no Oriente Médio, com números inferiores a 1% na Europa e na América do Norte. O risco de desenvolver infecção crônica é maior em pessoas infectadas na infância. Desde 1982, uma vacina contra o vírus da hepatite B está disponível. Os programas de vacinação em vigor em vários países há alguns anos permitiram aos cientistas completar o teste final da ligação entre o vírus e o câncer: se a ligação fosse causal, a prevenção da infecção preveniria a doença, o que de fato ocorreu. O mecanismo molecular preciso através do qual o vírus causa câncer ainda está sendo investigado, mas, como com o tabagismo, a evidência para a causalidade é agora convincente. Podemos observar uma história semelhante com outro câncer ligado a uma infecção: o câncer de colo do útero. Constatou-se na década de 1920 que o câncer de colo do útero era mais comum em mulheres que haviam tido um número elevado de parceiros sexuais, em particular prostitutas, e era raro em freiras (exceto naquelas que haviam sido sexualmente ativas), sugerindo uma causa infecciosa transmitida por via sexual. Harald Zur Hausen, em 1976, demonstrou a associação da doença com a infecção pelo papilomavírus humano (HPV). O dr. Zur Hausen encontrou DNA do HPV em verrugas genitais e no câncer de colo do útero. Ele recebeu o Prêmio Nobel de Medicina por essa descoberta e pelo seu trabalho subsequente na área, que demonstrou as ligações moleculares exatas entre o vírus e o câncer. O vírus produz várias proteínas que interagem com dois genes, chamados Rb e p53, ambos reguladores essenciais do ciclo celular, proporcionando uma via óbvia para o aparecimento de um câncer.

O desenvolvimento de uma vacina contra o HPV e, por conseguinte, contra o câncer de colo do útero vem se mostrando mais complicado do que o desenvolvimento da vacina contra o HBV. No entanto, a associação entre a infecção viral crônica e o câncer permitiu o estudo das etapas pré-malignas do câncer de colo do útero. Isso levou à descoberta de que essas etapas podem ser identificadas em esfregaços de células coletados com uma espátula de madeira no colo do útero e, em seguida, examinados sob o microscópio. A identificação da etapa pré-maligna, chamada neoplasia intraepitelial cervical (NIC) ou carcinoma *in-situ* (CIS), permitiu o tratamento preventivo. A maioria dos países europeus e norte-americanos realiza triagens abrangentes com base no teste de esfregaço cervical. Estima-se que esses programas já salvaram milhares de vidas. Mais recentemente, em 2006, uma vacina contra as variedades de HPV associadas ao câncer de colo do útero foi disponibilizada e está começando a ser incluída em programas de vacinação de saúde pública para meninas como forma de prevenção da infecção, com a consequente redução no risco de câncer. Há controvérsias sobre a vacina, pois alguns a interpretam como uma maneira de proteger contra os riscos da promiscuidade. No entanto, a proteção contra uma doença sexualmente transmissível não diminui os riscos de contrair outras doenças, como o HIV. Além disso, a vacina protegerá as mulheres contra os riscos da promiscuidade dos seus parceiros, algo sobre o que elas não têm controle algum. Entretanto, levará de dez a vinte anos para que esse benefício seja observado, que é o intervalo de tempo típico entre a infecção por HPV e o desenvolvimento do câncer.

Capítulo 3

Como o câncer é tratado?

O tratamento do câncer é complexo e envolve a contribuição de diferentes grupos, desde uma grande variedade de médicos, incluindo clínicos gerais (médicos de família), cirurgiões, oncologistas, patologistas, radiologistas e especialistas em cuidados paliativos, bem como um número enorme de profissionais de saúde qualificados – enfermeiros, radiologistas, fisioterapeutas, técnicos de laboratório e radioterapia, assistentes de enfermagem, a lista é longa. Os detalhes da organização desses diferentes grupos variam conforme o país e são de competência da economia e das políticas de saúde.

Para tentar contornar esse problema, apresentarei a organização do tratamento do câncer como uma jornada que vai dos sintomas até o diagnóstico, o tratamento, o acompanhamento e os cuidados paliativos para aqueles que sofrem de reincidência incurável. Sistemas de saúde diferentes processarão esses eventos de maneiras diferentes, mas os princípios básicos são comuns a todos. Na parte final do capítulo, delinearei um panorama das principais classes de tratamento, como cirurgia, quimioterapia e radioterapia.

Diagnósticos e investigações iniciais

A maioria dos pacientes diagnosticados com câncer procura atendimento médico por causa de sintomas como tosse persistente ou por problemas como sangue na urina. Um número significativo de pacientes também é diagnosticado através de exames de rastreamento, seja em campanhas formais de prevenção (por exemplo, para o câncer de mama e do colo do útero), seja de modo mais informal (como exames de PSA [*prostate-specific antigen*, ou antígeno prostático específico] para o câncer de próstata). Há casos diagnosticados incidentalmente durante a investigação de algum outro problema, como, por exemplo, um tumor renal assintomático pode ser detectado durante um exame abdominal. Voltarei a esses grupos de pacientes mais adiante.

Os pacientes, em sua maioria, costumam procurar atendimento médico em virtude de algum sintoma que os deixou preocupados. Embora a variedade dos sintomas, assim como de pacientes, seja ilimitada, é possível reuni-los em dois grupos: sintomas de perturbação da função normal, como um tumor cerebral afetando os movimentos, ou sintomas anormais causados pelo tumor, como hemorragia, dor ou tosse. O período entre os sintomas iniciais e o diagnóstico de câncer pode ser curto ou levar anos. Em algumas ocasiões, o atraso no diagnóstico é devido à interpretação equivocada dos sintomas pelos profissionais de saúde, às vezes deve-se à negligência ou à negação deliberada dos pacientes e, às vezes, a uma mistura das duas situações.

A percepção de que a oportunidade de um diagnóstico precoce foi desperdiçada pode causar problemas posteriores graves na relação entre o paciente e o médico, muitas vezes em um momento em que dela mais precisam. Os clínicos gerais são os que encontram mais dificuldades com essa situação. Por exemplo, dores de cabeça e dores nas costas são sintomas comuns, com causas em geral benignas, e podem necessitar de medicamentos sintomáticos, mas não exigem investigação exaustiva. Ocasionalmente, esses mesmos sintomas podem indicar um tumor no cérebro ou na medula espinal. Outro exemplo é a presença de sangue nas fezes. Todos os estudantes de medicina sabem que isso pode indicar câncer de intestino. Todos os clínicos gerais sabem que a presença de doenças como hemorroidas (uma irritação da porção inferior do ânus que pode sangrar) é praticamente universal em pacientes na faixa etária "de risco" para câncer de intestino. Então, como eles conseguem distinguir o trivial do grave (mas raro) sem investigar os pacientes de forma excessiva? A resposta está em outra técnica básica ensinada na faculdade de medicina: a arte de levantar um histórico preciso. Assim, uma alteração súbita e inesperada, como uma hemorragia intensa nas fezes, tem muito mais probabilidade de ser um câncer do que uma quantidade pequena de sangue vivo no papel higiênico ao longo de alguns anos.

Rastreamento do câncer

Em um mundo ideal, poderíamos oferecer exames que detectariam a doença antes que ela atingisse estágios mais graves, permitindo uma intervenção precoce e um melhor prognóstico de cura. Esse processo é chamado rastreamento e está agora disponível para vários tipos de câncer: mama, útero, colo do útero e intestino. Além disso, o exame de PSA é um exame de rastreamento potencial para o câncer de próstata, mesmo que permaneça controverso. É útil descrever as características de um exame de rastreamento ideal e, em seguida, analisar de que modo esses testes são realizados na prática.

Isso é ilustrado no exemplo seguinte:

Tabela 1. Características de um exame de rastreamento ideal (Fonte: OMS)

- A doença-alvo deve ser uma forma comum de câncer, com taxa de mortalidade alta
- Um tratamento eficaz, capaz de reduzir o risco de morte se aplicado inicialmente, deve estar disponível

- Os procedimentos de teste devem ser aceitáveis, seguros e relativamente baratos

Além disso, precisamos considerar:

- Taxas de resultados positivos verdadeiros: pessoas doentes diagnosticadas corretamente como doentes
- Taxas de resultados falso-positivos: pessoas saudáveis identificadas erroneamente como doentes
- Taxas de resultados negativos verdadeiros: pessoas saudáveis identificadas corretamente como saudáveis
- Taxas de resultados falso-negativos: pessoas doentes identificadas erroneamente como saudáveis

---

Tabela 2. Relação entre resultados de exames de rastreamento para doença hepática e diagnóstico correto

	Pacientes com doença hepática	Pacientes sem doença hepática	Total
Exame hepático			
Anormal (+)	231	32	263
Normal (-)	27	54	81
Totais	258	86	344

Assim, a sensibilidade (pacientes com doença hepática e exames anormais/todos os pacientes com um exame positivo) = 231/(231+31) = 0,88 e a especificidade (pacientes com exames normais e sem doença/todos os pacientes com exames normais) = 54/(27+54) = 0,67. Outra medida é o valor preditivo positivo (a proporção de pacientes com exames anormais que têm doença hepática) = 231/(231 +27) = 0,89, e valor preditivo negativo de um exame negativo (a proporção de pacientes com exames normais que não têm doença hepática) = 54/(32 +86) = 0,45.

Para um exame na clínica, isso é ótimo – para alguém com suspeita de doença hepática, um exame positivo é um bom indicador de que a pessoa tem a doença. Mas de que modo isso é usado como rastreamento?

Os números do câncer de mama podem ilustrar a diferença entre o uso de um exame diagnóstico em alguém que já se sabe estar doente e um exame de rastreamento em pessoas sem sintomas. Suponhamos que a taxa de casos não diagnosticados (a especificidade) nos pacientes que testamos seja de 10% e que a incidência da doença não detectada em estágios iniciais seja de uma em cada quinhentas pessoas. Se agora testarmos 100 mil indivíduos, um exame ideal produziria duzentos testes positivos nos doentes com câncer e 99.800 exames negativos em pessoas sem a doença. No entanto, nosso exame, apesar de bom, não é perfeito e detectaria somente 180 dos 200 casos, deixando vinte pessoas com diagnóstico equivocado. Em contrapartida, o exame não é totalmente específico. Digamos que 95% das pessoas sem a doença apresentem resultado negativo e 5% apresentem resultado positivo equivocado. Quando aplicamos isso à nossa população de rastreamento, 5% dos 99.800 sem a doença apresentariam resultados falso-positivos. Isso resultaria em 4.999 falso-positivos em pessoas sem a doença. Apenas uma minoria (180/4.999 = 4%) dos pacientes com resultado positivo realmente teria a doença, mas 4.999 - 180 = 4.819 pessoas tomariam um susto desagradável. Além disso, vinte pessoas receberiam resultados falso-negativos e continuariam a sofrer de câncer de qualquer maneira, o que seria detectado tardiamente, pois os pacientes poderão ignorar os sintomas por acreditarem que não têm câncer. No entanto, a maioria absoluta das pessoas com um resultado negativo (99.800, mais de 99%) estaria realmente livre da doença; portanto, um exame negativo é bastante reconfortante.

Esses exemplos são importantes, uma vez que ilustram as limitações de exames de rastreamento que, à primeira vista, parecem excelentes. Na realidade, os números acima são os *melhores* números disponíveis – a sensibilidade e a especificidade diminuem em mulheres mais jovens (provavelmente porque seu tecido mamário é mais denso, o que torna nódulos anormais mais difíceis de identificar), levando a mais casos classificados de forma incorreta. Além disso, embora o custo do exame propriamente dito seja pequeno, procurar os falso-positivos custa caro, o que deve ser levado em conta nos custos de programas de rastreamento.

Estimar os benefícios do rastreamento apresenta um problema adicional. No exemplo acima, identificaríamos os casos de câncer mais cedo do que sem rastreamento, melhorando potencialmente os prognósticos de tratamento. No entanto, com o câncer de mama, as taxas de cura são boas: três quartos das mulheres diagnosticadas têm sobrevida de longo prazo. Isso faz com que as 25% destinadas a um resultado pior sejam as principais beneficiárias em potencial do rastreamento. Este número é relativamente pequeno em comparação com o número de exames realizados, e a desvantagem é o excesso de investigação em mulheres saudáveis sem câncer de mama.

Investigação de suspeita de câncer

Quando um câncer é detectado por um programa de rastreamento ou o paciente se apresenta ao médico com sintomas preocupantes, o próximo passo é realizar novos exames para confirmar ou excluir o diagnóstico. O diagnóstico costuma basear-se em uma amostra de tecido (biópsia) do órgão afetado, precedido pelo exame clínico realizado por um médico e exames de imagem e de sangue. O ideal seria realizar a investigação através de exames de imagem não invasivos. Na prática, em quase todos os casos, o diagnóstico deve ser confirmado pelo exame de uma amostra de tecido no laboratório. A imagem é fundamental para decidir onde e como obter o tecido. Exames de imagem modernos – como raios X, tomografia computadorizada (TC) ou ressonância magnética – podem oferecer imagens detalhadas dos órgãos internos e de eventuais tumores. No entanto, mesmo a melhor imagem não mostra com certeza se uma massa é cancerosa nem especifica, caso o diagnóstico seja provável, qual o tipo exato de câncer. Em alguns casos, a imagem é suficiente. Por exemplo, um idoso com saúde frágil, fumante de longa data, cuja radiografia tenha levantado suspeitas de câncer de pulmão e a quem nenhum tipo de tratamento seja recomendado pode ser poupado do desconforto de uma biópsia para confirmação do diagnóstico. Outras situações também podem dispensar biópsias – pacientes com depósitos extensos de câncer nos ossos (um local comum de disseminação do câncer de próstata) revelados por exames de imagem e PSA elevado podem ser diagnosticados como tendo câncer de próstata generalizado sem biópsia. As ilustrações mostram análises de amostras de câncer da mama (Figura 16) e depósitos de tumores secundários no pulmão e no fígado (Figura 17). Em todos esses casos, as alterações são evidentes. No entanto, até mesmo para lesões radiologicamente óbvias como estas, uma biópsia costuma ser necessária para determinar o tipo exato de câncer e, por conseguinte, o tratamento adequado.

O papel do patologista no diagnóstico do câncer

O patologista avalia pequenas amostras de tecido coletadas através de uma agulha de biópsia. Ocasionalmente, por exemplo, no câncer renal, o material pode ser coletado de um órgão removido por cirurgia, como o rim doente. Na maioria das vezes, isso é feito através da sobreposição de lâminas finas do tumor removido e, em seguida, da aplicação de várias colorações que destacam características específicas do tecido. As lâminas coradas

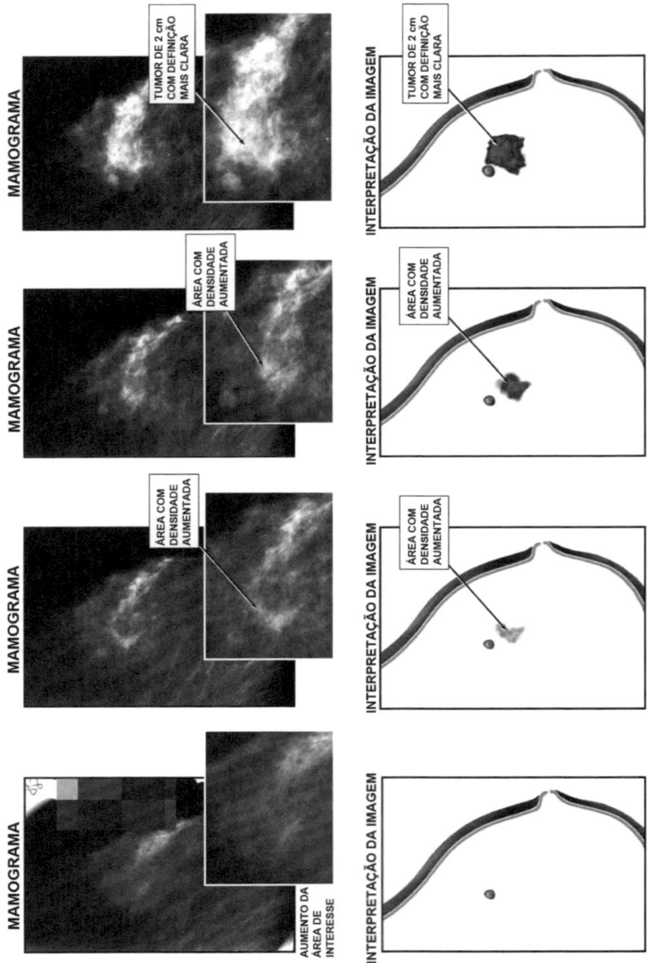

16. Mamografia de câncer de mama.

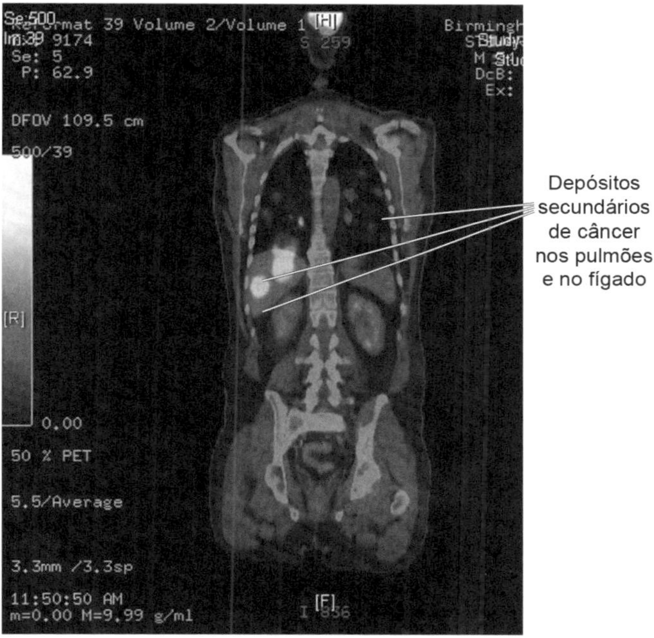

17. Imagem por CT/PET (tomografia por emissão de pósitrons) de paciente com câncer avançado disseminado nos pulmões e no fígado.

são então examinadas pelo patologista sob um microscópio. Uma coloração bastante utilizada é a hematoxilina com eosina (em geral chamada coloração HE), que destaca os vários componentes da célula, como o núcleo. Colorações cada vez mais especializadas vêm sendo usadas para ajudar a caracterizar os tumores. Um exemplo seria a coloração para o receptor de estrogênio no câncer de mama, que ajuda a prever a resposta do câncer à quimioterapia e à terapia hormonal. Há um número crescente de testes disponíveis, principalmente com base em anticorpos monoclonais (que também vêm sendo usados como uma forma de tratamento – ver adiante). Além disso, os testes também podem ser feitos em busca de alterações na expressão de genes específicos ou de determinadas mutações ou reorganizações cromossômicas.

A principal questão para o patologista é responder à pergunta: "É câncer?". Se a resposta for sim, então questões secundárias incluem o tipo específico de câncer – em outras palavras, em que órgão começou e qual é o subtipo. Além disso, os cânceres são classificados em termos de agressividade em uma escala de um (baixo) a três (alto). Alguns tipos de câncer, como o de próstata, o linfoma (câncer dos linfonodos) e os sarcomas (cânceres dos tecidos conjuntivos e estruturais, tais como ossos, músculos ou cartilagens), têm diferentes sistemas de classificação, mas os mesmos princípios se aplicam. Todos esses sistemas baseiam-se na forma e no tamanho das células cancerosas e como elas se comparam com as células normais do órgão em que se originaram.

Mais recentemente, e com frequência cada vez maior, têm-se usado subclassificações adicionais com base em marcadores moleculares presentes no câncer. Tais marcadores podem ser definidos como traços característicos que têm por base níveis excessivos de marcadores específicos no próprio tumor ou na circulação sanguínea (ou na urina). Provavelmente, o exemplo mais conhecido de um marcador molecular seja a HER2 no câncer de mama. Ele foi descrito como um marcador de prognóstico ruim no câncer de mama e de ovário pelo dr. Denis Slamon, da UCLA, no final de 1980. Isso levou ao desenvolvimento do medicamento trastuzumabe (Herceptin), com o propósito de atingir células com quantidades excessivas de proteína (um processo conhecido como superexpressão). Testes de referência, inicialmente em pacientes com doença avançada e, posteriormente, em pacientes recém-diagnosticadas, mostraram que o medicamento melhorou os resultados de modo significativo para 25% das mulheres cujos tumores apresentavam altos níveis da proteína HER2. Assim, o uso de coloração em amostras de tumores para a expressão da HER2 oferece informações importantes sobre o prognóstico (os resultados do tratamento) e também ajuda a orientar a escolha da terapia.

Outra função importante do patologista no tratamento do câncer é a avaliação de amostras coletadas quando da remoção cirúrgica de órgãos com câncer. Além das questões colocadas acima, que poderão ser reavaliadas em uma amostra maior, o patologista também responderá a questões como:

- O tumor está limitado ao órgão removido na cirurgia?
- As margens de ressecção cirúrgica (extremidades da amostra) apresentam tumor?
- Há disseminação para outras estruturas associadas, como linfonodos?

Tomada de decisão de tratamento

Depois da realização da biópsia e da obtenção de uma imagem adequada, é preciso decidir qual será a abordagem de tratamento para o paciente. Uma decisão preliminar importante diz respeito à cura ser ou não viável. Se o tratamento será essencialmente paliativo, isso deve ser considerado na tomada de decisão – a qualidade de vida é nesse caso uma prioridade. Se o tratamento é potencialmente curativo, então diferentes considerações se aplicam – as pesquisas mostram que os pacientes suportam efeitos colaterais consideráveis quando há perspectiva de cura. Há várias abordagens disponíveis e que podem ser utilizadas de forma isolada ou em combinação seja o objetivo a cura, o prolongamento da vida ou o alívio de sintomas.

As decisões precisam ser revistas com frequência, e o tratamento precisa ser reajustado de acordo com os efeitos colaterais e a resposta do tumor – isto é, conforme haja melhora ou não.

Cada vez mais, em grandes sistemas de saúde, as decisões não são tomadas individualmente pelos médicos, mas por uma equipe multidisciplinar (EMD) (no Reino Unido, as EMDs são agora obrigatórias se o hospital deseja reembolso para o tratamento de câncer). Essas equipes costumam ser formadas por cirurgiões, oncologistas, radiologistas, patologistas e enfermeiros especializados. A EMD analisa as informações basais (denominadas informações de estadiamento) antes da consulta com o paciente para rever os resultados dos exames realizados. No geral, essas decisões fundamentam-se em diretrizes nacionais ou internacionais sobre as melhores práticas. Os resultados e as opções de tratamento serão discutidos com o paciente na clínica, e o plano clínico será finalizado.

As várias modalidades de tratamento serão descritas a seu tempo, mas antes pode ser útil um breve esclarecimento sobre as modalidades de tratamento. A Figura 18 mostra como cem pacientes "típicos" possivelmente seriam tratados em um sistema de saúde ocidental moderno. Os números são fictícios e podem variar de país para país e mesmo dentro dos países, conforme as práticas locais. Por exemplo, o câncer de bexiga pode ser tratado por cirurgia de remoção da bexiga (cistectomia) ou por radioterapia para destruição do tumor, sendo que a cirurgia é uma opção em casos de insucesso da radioterapia. Nos Estados Unidos, poucos pacientes são tratados eletivamente com radioterapia, que é reservada como tratamento paliativo (controle dos sintomas) em pacientes idosos e fragilizados. Em comparação, no Reino Unido, cerca de dois terços dos pacientes são tratados primeiramente com radioterapia, e a cirurgia é reservada como

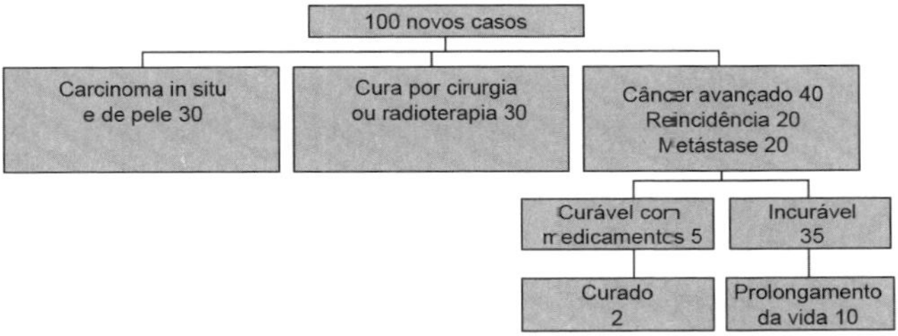

18. Distribuição do tratamento do câncer entre as modalidades de atendimento.

opção para pacientes mais jovens. Essas disparidades de prática clínica têm origem mais nas distinções entre as economias de saúde do Reino Unido e dos Estados Unidos (ver capítulo 5) do que em diferenças baseadas em evidências.

O princípio fundamental subjacente à distribuição é que cerca de 30% dos casos só são invasivos em uma área limitada – por exemplo, cânceres de células basais da pele (chamados de carcinomas basocelulares) – e necessitam de um tratamento extremamente localizado, em geral cirurgia, mas, em algumas situações, radioterapia. Do restante, cerca de 40% dos pacientes evoluem para quadros generalizados de câncer, e 30% têm câncer avançado localmente, que pode ser erradicado por meio de tratamentos locais/regionais, como cirurgia ou radioterapia. Como já foi indicado, a distribuição exata varia, em parte, de acordo com a geografia, mas também com a localização anatômica. Por exemplo, o câncer de cólon é tratado de forma mais eficaz com radioterapia em vez de cirurgia, já que o intestino grosso é um pouco intolerante à radioterapia, e o fato de ser uma estrutura móvel é problemático. Por outro lado, a maioria dos casos de câncer de colo do útero é agora tratada por radioterapia combinada com quimioterapia simultânea, e a cirurgia fica reservada para casos de resgate com um papel limitado na avaliação da disseminação local da doença.

Dos pacientes com câncer avançado, cerca de metade apresenta-se nesse estágio, a outra metade começa as investigações com a doença aparentemente localizada, mas depois sofre reincidências com problemas mais generalizados. Para os pacientes que desenvolvem câncer avançado (em geral chamado de metastático), a doença será, em essência, incurável. Serão patologias como câncer avançado de pulmão, intestino, mama, próstata ou fígado – as principais causas de morte por câncer. Uma minoria terá doenças potencialmente curáveis com quimioterapia, como câncer testicular, linfoma, leucemia ou certos tipos de câncer infantil.

Pode-se observar, a partir dessa discriminação, que a maioria dos pacientes curados da doença no século XXI é tratada com modalidades desenvolvidas a partir do século XIX – cirurgia e radioterapia. Os principais avanços no tratamento com medicamentos, que aparecem nas manchetes dos jornais, começaram em meados do século XX e apenas prolongam a vida na doença avançada em vez de realmente curar os pacientes. Esse fato é de conhecimento geral de médicos de saúde pública, mas não é reconhecido pelo público em geral. Em decorrência disso, em economias mais pobres, o impacto máximo do combate ao câncer é alcançado através de uma cirurgia básica e de radioterapia. O melhor exemplo disso é a taxa de sobrevida em todo o mundo para o câncer retal, onde os melhores resultados são obtidos em Cuba, conhecido pela sua assistência médica bem organizada, mas com um acesso limitado a medicamentos novos e dispendiosos. Quando os recursos são limitados, a quimioterapia para o câncer é mais focada nos cânceres raros curáveis por esse tratamento, como leucemia infantil e câncer testicular. Como esses tipos de câncer ocorrem principalmente em pessoas mais jovens, o impacto do gasto em medicamentos nessa área em anos de vida salvos é desproporcionalmente elevado em comparação aos gastos com medicamentos contra o câncer terminal em pacientes idosos. A terapia medicamentosa para a doença avançada em idosos tende a ter um impacto muito menor sobre as taxas de cura. Mesmo se as curas forem frequentes, os próprios pacientes são mais velhos e, portanto, têm expectativa de vida mais restrita. Esse assunto será tratado em mais detalhes no capítulo 5.

Cirurgia

A cirurgia é um procedimento praticado há milênios, mas a era da cirurgia como tratamento contra o câncer remonta ao desenvolvimento da anestesia, em meados do século XIX, que transformou amputações de emergência sangrentas e medonhas em dissecções controladas. Como foi discutido, a cirurgia de remoção do tumor é um dos pilares do tratamento do câncer (em conjunto com radioterapia) e, apesar dos avanços do tratamento medicamentoso, permanecerá assim no futuro próximo. Cada vez mais, os cirurgiões desenvolvem técnicas minimamente invasivas (laparoscópicas) para operar sem a realização de grandes incisões. Essas cirurgias têm a vantagem de proporcionar uma recuperação pós-operatória rápida, mas aumentam o tempo de cirurgia e representam um desafio técnico. Permitem que pacientes mais idosos e debilitados sejam operados devido ao tempo de recuperação reduzido. Também costumam ser mais atraentes para todos os outros grupos de pacientes, já que são menos dolorosas no período de recuperação e o retorno à função normal completa é mais rápido. Em contraposição a isso, alguns expoentes da cirurgia a céu aberto afirmam que operar

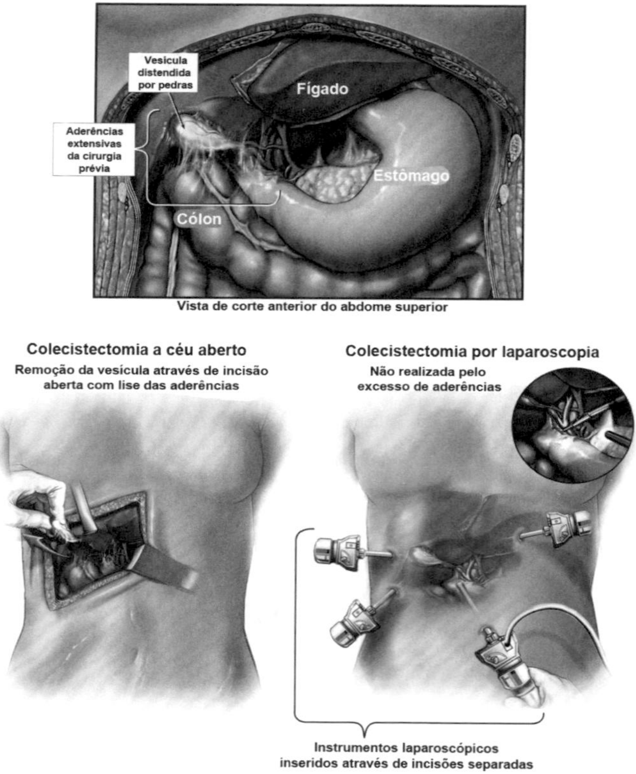

19. Comparação entre remoção da vesícula a céu aberto ou por laparoscopia.

através de longos tubos metálicos enquanto olham para um telescópio modificado é como amarrar os cadarços com pauzinhos e que os principais resultados – remoção completa do tumor, por exemplo – podem ser comprometidos. A avaliação desse aspecto é feita pelo patologista – um membro importantíssimo da equipe responsável pelo tratamento contra o câncer.

Um desenvolvimento recente na técnica cirúrgica minimamente invasiva é o procedimento assistido por robô. Numa operação robótica, os instrumentos são inseridos manualmente e, em seguida, fixados aos braços do robô.

Inserem-se acessos para visualização, e o cirurgião opera com um console separado do paciente, utilizando, em essência, tecnologia de jogos de computador para a manipulação remota dos instrumentos. Existem desvantagens potenciais para essa tecnologia empolgante – por exemplo, o tempo de configuração dos instrumentos do robô é maior do que de instrumentos laparoscópicos manipulados de forma direta. Além disso, as máquinas custam cerca de 1 milhão de libras, e sua manutenção é de cerca de 150 mil por ano. Esse é um custo extra considerável além da infraestrutura geral das salas de operação, enfermarias, departamentos de anestesia e assim por diante. É incerto se essa técnica eventualmente provará ter custo-benefício aceitável e vantagens clínicas. Nos Estados Unidos, há hoje uma demanda intensa de consumidores

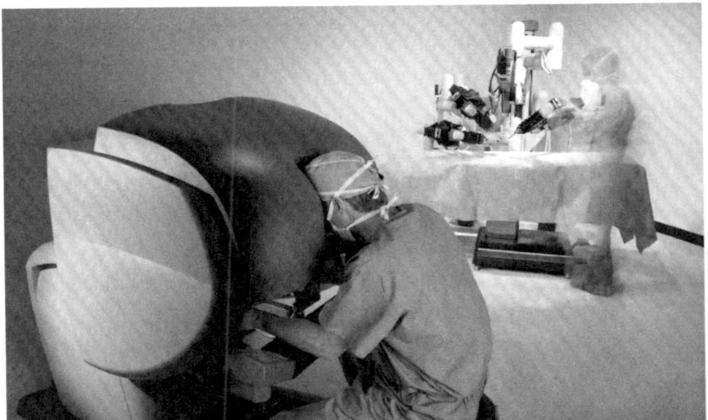

20. Cirurgia assistida por robô.

e pacientes por cirurgia robótica, o que poderá vir a prevalecer sobre as considerações clínicas mais pessimistas.

Radioterapia

A radioterapia é outra tecnologia do século XIX que ainda continua forte no século XXI. Roentgen fez as principais observações que fundamentam a radioterapia moderna em 1895, quando observou que raios invisíveis (que chamou de raios X) foram produzidos quando elétrons foram disparados contra um alvo no vácuo – revelado por sua capacidade de escurecer filmes fotográficos. Logo se percebeu que os raios X transmitiam energia e que essa energia poderia ser focada para tratamentos direcionados, bem como para a produção de imagens. Em questão de meses, os primeiros pacientes com tumores de pele foram tratados – um índice de inovação empolgante. As tecnologias de imagem e de terapia foram sendo aperfeiçoadas e melhoradas ao longo do século passado e agora formam os principais componentes do tratamento moderno contra o câncer. De fato, como foi mencionado, as partes mais eficazes do tratamento moderno contra a doença permanecem sendo cirurgia e radioterapia, com um ganho adicional relativamente marginal do tratamento medicamentoso em termos de taxas de cura. Em economias ricas de primeiro mundo, tratamentos com medicamentos podem ser financiados para além desses dois pilares centrais da terapia. No entanto, nos países mais pobres, onde escolhas difíceis precisam ser feitas, poucos medicamentos representam um bom investimento em termos curativos quando comparados à cirurgia e à radioterapia.

Após as observações iniciais dos efeitos dos raios X, gerados por eletricidade ou produzidos através de isótopos radioativos, a tecnologia foi progressivamente aperfeiçoada. A tecnologia inicial com base em tubos de vácuo descrita por Roentgen, no século XIX, deu origem a um feixe que poderia penetrar órgãos internos, mas que se depositava com mais intensidade nas camadas superficiais da pele. Na década de 1950, as então chamadas máquinas de megatensão, muito mais poderosas, tornaram-se disponíveis. Elas foram baseadas no isótopo artificial cobalto-60, agora substituído por um dispositivo baseado em eletricidade chamado de acelerador linear, abreviado como LINAC (*linear particle accelerator*). Estas últimas máquinas usavam a válvula magnetron desenvolvida na Segunda Guerra Mundial para radares. A energia pulsada pode ser usada para "empurrar" os elétrons para o alvo com energias maiores com propriedades melhores para o tratamento de tumores profundos – uma espécie de lâmina eletrônica de uma espada de alta tecnologia.

A radioterapia moderna pode ser focalizada de forma muito precisa, integrando distribuição do tratamento com imagens detalhadas. Os efeitos colaterais surgem em duas formas. Em estruturas como pele, mucosas intestinais e boca, os efeitos podem ser comparados a queimaduras solares, e a gravidade depende da dose recebida. Os efeitos dependem do local tratado e podem incluir diarreia se o tratamento for no intestino grosso, ou feridas na boca, perda de cabelo e vermelhidão na pele, e assim por diante, dependendo da região tratada. Um segundo grupo de efeitos colaterais é experimentado em estruturas sólidas, como pulmões e rins. Nesses órgãos, há pouco efeito imediato, mas, se as restrições de dose críticas forem excedidas, o tecido irradiado entrará em falência progressiva. A dose para órgãos críticos adjacentes ao tumor-alvo é, portanto, uma restrição importantíssima na distribuição da radioterapia – pode valer a pena aceitar uma certa toxicidade a fim de tratar o câncer, mas é evidente que se chega a um ponto em que os danos podem superar os benefícios. A radioterapia melhorada, tal como a radioterapia de intensidade modulada (*intensity-modulated radiotherapy*, IMRT), envolvendo distribuições de dose sofisticadas que "duplicam" a dose em torno de estruturas críticas, está cada vez mais disponível, mas aumenta os custos e a complexidade de distribuição. Um desenvolvimento associado é a tecnologia de imagem por dispositivos de tratamento que podem ser usados para oferecer radioterapia guiada por imagem (*image-guided radiotherapy*, IGRT), em que o tratamento consiste em rastrear os movimentos do tumor dia a dia. A combinação de IMRT e IGRT tem o potencial tanto para aumentar o controle do tumor (assegurando que o tratamento atinja o alvo) quanto para diminuir os efeitos colaterais, preservando melhor os tecidos não envolvidos.

Terapia hormonal

Embora a quimioterapia já domine o tratamento medicamentoso do câncer, o primeiro tratamento bem-sucedido no combate medicinal ao câncer foi uma terapia à base de hormônios. A terapia hormonal para o câncer remonta à década de 1940, de acordo com as observações feitas por Charles Huggins, um urologista americano, em pacientes com câncer de próstata avançado.

Os pioneiros da terapia hormonal argumentaram que, se o tecido "de origem" necessita de níveis hormonais normais, então o tumor anormal derivado do tecido pode manter essa dependência. Testes de castração em câncer de próstata avançado produziram resultados impressionantes, com melhoras rápidas e significativas em sintomas como dores causadas por depósitos de câncer nos ossos. Depois disso, tentou-se a administração de hormônios femininos, que suprimem as características do sexo masculino, de novo com resultados surpreendentes. Infelizmente, esses efeitos endócrinos, mesmo que consideráveis, duram apenas um ou dois anos, até que a doença reincida. Efeitos semelhantes foram observados em mulheres na pré-menopausa com câncer de mama após a remoção dos ovários. As décadas seguintes testemunharam o desenvolvimento de toda uma variedade de medicamentos à base de hormônios para o câncer de próstata e em particular para o câncer de mama. Um deles, o bloqueador de estrogênio tamoxifeno, provavelmente salvou mais vidas do que qualquer outro medicamento anticâncer. Mais de meio século depois, novos medicamentos que têm como alvo as vias hormonais ainda aparecem na clínica.

Quimioterapia

Se membros do público forem convidados a nomear a classe de medicamentos mais associada com o tratamento contra o câncer, eles dirão quimioterapia. O termo abrange uma grande variedade de diferentes agentes de diversas origens, de antibióticos a extratos de plantas e químicos sintéticos baseados em DNA. Todos interferem com os mecanismos de divisão celular e, uma vez que muitos tecidos têm células em divisão, ocorrem efeitos colaterais típicos, como náuseas e vômitos (em parte por danos na mucosa intestinal, em parte por um efeito direto sobre o cérebro), perda de cabelo (lesão de folículos pilosos) e risco de infecção (danos à produção de leucócitos, necessários para a defesa contra infecções). Estamos todos familiarizados com as imagens da "luta" dos pacientes contra o câncer (para usar o jargão popular). Ainda que isso realmente ocorra com a quimioterapia, a realidade é mais variada, e há tratamentos quimioterápicos administrados em caráter ambulatorial que produzem poucas náuseas e perda de cabelo. A perda de cabelo é difícil de evitar, mas não é uma característica uniforme de todos os medicamentos quimioterápicos. Náuseas e vômitos agora são, em grande parte, evitáveis, permitindo a prescrição de medicamentos até então considerados bastante tóxicos até mesmo para pacientes idosos. Isso é importante porque a quimioterapia também é prescrita como tratamento paliativo de sintomas; consequentemente, a qualidade de vida é de primordial importância. Há poucos motivos para o prolongamento da vida se a sua qualidade for ruim.

Os primeiros medicamentos quimioterápicos foram criados a partir de produtos químicos derivados do gás mostarda, usado, com efeitos terríveis, na Primeira Guerra Mundial. Notou-se que os soldados sobreviventes expostos a esses químicos experimentaram quedas em seus leucócitos (as células sanguíneas responsáveis pela defesa contra infecções). Existe, evidentemente, um câncer dos leucócitos, conhecido como leucemia. Foram realizados estudos clínicos com derivados do gás mostarda, como a mustina, tanto para a leucemia quanto para um segundo grupo similar de câncer chamado linfoma. Os pacientes que participaram dos estudos apresentaram, pela primeira vez, remissões de cânceres anteriormente incuráveis. Infelizmente, como os medicamentos haviam sido administrados de forma isolada, as remissões acabaram sendo temporárias. No entanto, medicamentos e estudos subsequentes estabeleceram que a utilização dessas substâncias em combinações farmacológicas poderia levar à cura de pacientes com leucemia e linfoma.

Uma onda de novos medicamentos de quimioterapia se seguiu, e, nas décadas de 1970 e 1980, reconhecia-se de modo geral que eles conduziriam a terapias curativas para a maioria dos casos de câncer avançado. Esses quimioterápicos originaram-se a partir de várias fontes. Extratos de plantas (vincristina, docetaxel, paclitaxel), complexos de metais pesados (cisplatina, carboplatina) e antibióticos (doxorrubicina, mitomicina) provaram ser áreas férteis de descoberta que conduziram a programas laboratoriais de larga escala à procura de substâncias químicas promissoras em toda uma variedade de extratos de plantas e bactérias. Outra área de descobertas foi a de compostos derivados a partir dos componentes do DNA ou de outros elementos essenciais do processo de divisão celular. O melhor exemplo é a 5-fluorouracila (5FU), que é um derivado da uracila, um dos componentes do RNA (ver capítulo 2). O átomo de flúor extra na molécula permite à 5FU interagir com o DNA e o RNA, mas não ser processado normalmente – criando um "obstáculo" molecular.

Nos anos de 1970 e 1980, ocorreram sucessos ainda mais estrondosos, em particular com o câncer testicular avançado, que deixou de ser uma doença fatal e passou a ser altamente curável. A magnitude desse sucesso é mais bem ilustrada pelo caso de Lance Armstrong, ciclista heptacampeão do Tour de France diagnosticado com a doença em grau avançado, inclusive com envolvimento cerebral. Após uma quimioterapia longa e bem-sucedida, ele venceu o primeiro Tour, seguido por um recorde de mais seis triunfos. Sucessos semelhantes foram observados em leucemias e em uma variedade de cânceres infantis. Infelizmente, no entanto, as principais causas de morte por câncer provaram ser mais resistentes à quimioterapia, com curas evasivas, embora a maioria dos tipos de tumor responda à quimioterapia em algum grau. Sugeriu-se que o problema pudesse ser a administração de doses insuficientes de quimioterapia. No entanto, uma rodada de estudos clínicos na década de 1990 mostrou que mesmo doses extremas de quimioterapia com combinação de fármacos, junto com um transplante de medula óssea, não curaram as principais causas de morte, como câncer de mama avançado.

Essa constatação levou a uma mudança de ênfase. A observação de que a doença em estágio avançado, mesmo que incurável, reagiria por algum tempo à quimioterapia levou a estudos clínicos de medicamentos quimioterápicos administrados nos estágios iniciais da doença, tal como feito previamente com a terapia hormonal. Sabia-se que muitos pacientes sem doença detectável viriam a apresentar reincidências mais tarde. Isso sugeriu que poderia haver focos remanescentes de câncer não detectados. A hipótese era de que administrar a quimioterapia nos estágios iniciais funcionaria melhor do que esperar por uma reincidência detectável. Os estudos preliminares foram decepcionantes, mas, em retrospecto, percebeu-se que os benefícios foram simplesmente sutis demais para serem observados. Quando os resultados dos estudos foram agrupados para o câncer de mama, percebeu-se que houve um benefício com a administração de quimioterapia em estágios inicias, e as pacientes apresentaram reincidências mais tardias e sobrevida mais longa em comparação com aquelas para as quais a quimioterapia foi reservada como um tratamento de "resgate". Isso é chamado de terapia adjuvante e baseia-se no princípio de que a doença "micrometastática" pode ser erradicável, ao passo que, uma vez detectada em um exame, ela é incurável. Os exames modernos, mesmo que bastante sensíveis, não são capazes de detectar tumores menores do que alguns milímetros de diâmetro. Por isso, não podemos distinguir entre pacientes curados por cirurgia ou radioterapia dos que têm exames aparentemente normais, mas, na realidade, abrigam pequenos depósitos tumorais residuais que provocarão uma reincidência no futuro. Estudos subsequentes refinaram as combinações farmacológicas e os grupos de mulheres que obteriam máximo benefício. O problema com a terapia adjuvante é que muitas mulheres precisam somente de cirurgia e radioterapia para melhorar e, assim, não obterão nenhum benefício da quimioterapia, apenas toxicidade e dano potencial. Esse risco é maior para aquelas com menor risco de reincidência do câncer, tanto devido a uma manifestação menos agressiva da doença quanto por alto risco de morte devido a outras causas (por exemplo, pacientes idosas).

Mais recentemente, a ênfase tem sido o papel da quimioterapia no tratamento paliativo de sintomas. Isto pode parecer um paradoxo: administrar medicamentos tóxicos para reduzir o sofrimento. No entanto, um melhor controle dos sintomas, em particular com medicamentos que impedem as náuseas anteriormente associadas com a quimioterapia, transformou o valor do uso desses agentes como tratamento paliativo. Os ganhos de sobrevida costumam ser relativamente modestos, em geral de poucos meses, levando os pesquisadores a desenvolver métodos para medir a qualidade de vida. Isso permite a comparação de medicamentos tóxicos que produzem benefício reduzindo a dor, por exemplo, a alternativas descritas muitas vezes sob o termo genérico de "melhores tratamentos complementares" – analgésicos, radioterapia e assim por diante. Essas duas tendências – uso adjuvante e paliativo – aumentaram bastante a conta dos medicamentos contra o câncer no mundo desenvolvido (ver capítulo 5), pois, embora os ganhos sejam relativamente pequenos, o número de pacientes que podem se beneficiar é enorme, e isso resultou na prescrição generalizada de quimioterapia a pacientes de mais idade.

Anticorpos monoclonais

Os anticorpos são um componente-chave das defesas imunológicas do organismo. Cada anticorpo compreende uma região constante e uma região variável. A região variável é responsável pela ligação do anticorpo ao seu alvo – o que está ilustrado na Figura 21. A função normal dos anticorpos é se ligar para invadir organismos infecciosos – vírus, bactérias e assim por diante. Quando o organismo é exposto a uma nova infecção, os leucócitos a identificam e selecionam as células (chamadas linfócitos) com a região de anticorpos mais capaz de se ligar e desativar o invasor. A produção das células relevantes é aumentada consideravelmente, seguida de aumento da produção de anticorpos capazes de se ligar ao invasor. Uma vez ligadas, outras células do sistema imunológico identificam os invasores revestidos com anticorpos e os ingerem, usando a região de anticorpos constante como um "gancho" para puxá-los para fora da circulação. O desenvolvimento de um sistema imunológico é um dos principais passos evolutivos necessários para a existência de organismos multicelulares complexos. Aqueles que nasceram com problemas hereditários no sistema imunológico lutam para sobreviver à infância, o que mostra a importância dessa função.

Nos anos 1970, foi desenvolvida uma tecnologia para explorar a capacidade do sistema imunológico de produzir anticorpos contra alvos "artificiais", tais como células cancerosas. Esses anticorpos direcionados são chamados de anticorpos monoclonais – anticorpos produzidos por um único clone celular – e podem ser programados para ligar-se a praticamente qualquer alvo escolhido. Ao escolher como alvo as células cancerosas, essas moléculas naturais podem ser utilizadas tanto para auxiliar a realização de exames de imagem, ligando-se aos produtos químicos radioativos, como podem ser usadas de forma isolada como tratamento.

Quando apareceram pela primeira vez, acreditou-se que os anticorpos monoclonais erradicariam o câncer avançado por serem feitos sob medida para cada tumor. A realidade, infelizmente, não correspondeu às expectativas, mas, trinta anos depois, os anticorpos monoclonais agora estão atingindo as clínicas em números crescentes.

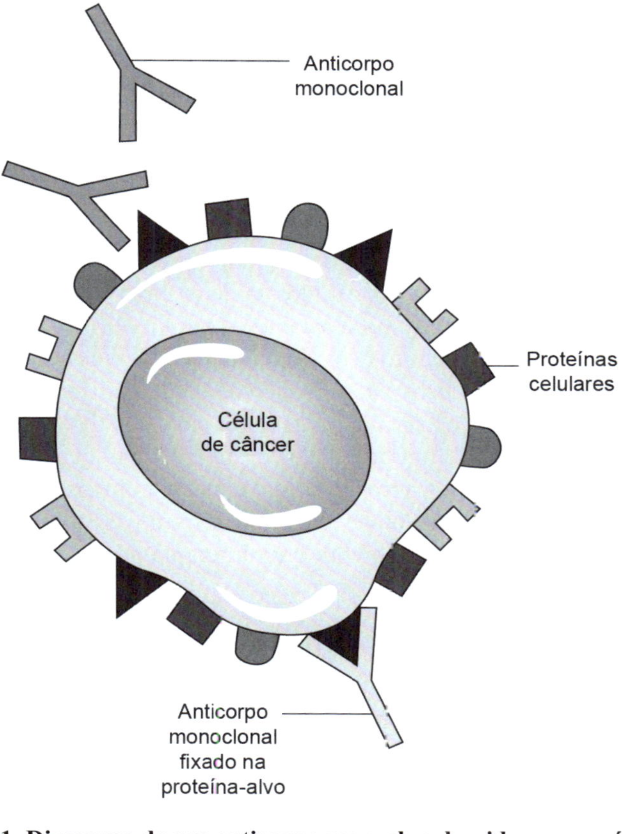

21. Diagrama de um anticorpo monoclonal unido a uma célula cancerosa.

O anticorpo monoclonal mais conhecido é o trastuzumabe, mais frequentemente referido pelo seu nome comercial, Herceptin. O medicamento tem como alvo uma proteína na superfície das células cancerosas conhecidas como HER2, parte de uma família que chamamos de receptores de fatores de crescimento. Eles são como botões de "ligar/desligar" regulados por proteínas (neste caso, a heregulina) circulantes. Cerca de um terço dos cânceres de mama tem uma forma anormal de HER2 na superfície da célula, o que faz com que o botão fique permanentemente "ligado". Os tumores de mama positivos para a HER2 crescem com mais rapidez e de forma mais agressiva do que tumores negativos para a HER2. Ter como alvo a HER2 na superfície da célula, portanto, parecia uma estratégia lógica, e usar anticorpos monoclonais, uma boa estratégia. Os estudos iniciais foram realizados em mulheres com tumores positivos para a HER2 e confirmaram que a abordagem funcionava – desse modo, o medicamento recebeu autorização de comercialização em 2002. Embora os resultados tenham sido positivos, com a diminuição de tumores, não foram tão bons quanto se esperava. Mesmo assim, outros estudos clínicos foram considerados importantes, mas utilizaram, dessa vez, o Herceptin em conjunto com quimioterapia para a doença em estágio avançado. Esses estudos produziram resultados mais marcantes: as mulheres que receberam Herceptin tiveram sobrevida cerca de 50% mais longa do que aquelas que receberam apenas quimioterapia.

A etapa seguinte de desenvolvimento foi ainda mais interessante. Com benefícios comprovados para o tratamento de cânceres incuráveis, o próximo passo foi testar o medicamento em pacientes com a doença em estágios iniciais, em fase potencialmente curável, uma estratégia que já provou ser um sucesso com a terapia hormonal e a quimioterapia. Os estudos do Herceptin como tratamento adjuvante foram um triunfo na oncologia, com uma redução para metade do risco de reincidência e a possibilidade de que algumas das mulheres antes incuráveis pudessem realmente ser curadas. No entanto, houve um problema. A maioria das mulheres com câncer de mama positivo para o HER2 em estágio inicial na verdade já tinha um bom prognóstico apenas com cirurgia, radioterapia e quimioterapia. Se a paciente já está curada por esses tratamentos, é evidente que ela não se beneficiará de tratamentos adicionais (e pode até ser prejudicada, já que o Herceptin tem um risco de provocar doença cardíaca).

Em contrapartida, algumas pacientes sempre acabam morrendo, apesar de todos os tratamentos atuais, e, portanto, elas também serão pouco beneficiadas. Entre esses dois extremos estão as pacientes que podem realmente se beneficiar, antes destinadas a reincidências e agora potencialmente curadas. Isso significa que, no contexto de tratamentos adjuvantes (preventivos), o número necessário de pacientes que precisam ser tratadas para favorecer uma das beneficiadas reais é alto, em torno de vinte. Como o Herceptin é caro (cerca de 30 mil libras por ano), o custo efetivo por mulher salva pode ser estimado em cerca de 20 x 30 mil = 600 mil libras. Não é surpresa, portanto, que, quando o medicamento foi autorizado para uso adjuvante, foi desencadeada uma onda de controvérsias – que valor estaríamos dispostos a pagar para salvar uma única vida?

Terapias de alvo molecular

A revolução do DNA e o sequenciamento do genoma humano sempre prometeram resultar em melhores medicamentos. Com a clonagem de um número cada vez maior de genes, tornou-se possível mapear genes anormais em células cancerosas e compará-los aos de células normais. Uma vez que um gene essencial é identificado, passa a ser possível produzir medicamentos para atingir o gene anormal ou, mais precisamente, o produto proteico associado a ele. Uma forma de direcionar terapias é por meio de anticorpos, como descrito acima. Outra maneira, que agora gera um grande número de novos medicamentos, é a produção de substâncias químicas que interferem com a função tanto da própria proteína anormal quanto de um dos outros elementos da mesma via na célula. O primeiro exemplo da primeira estratégia, e provavelmente o melhor, é o medicamento imatinibe (Glivec) para leucemia. A leucemia linfocítica crônica (LLC) é uma forma de leucemia caracterizada pela presença de um cromossomo chamado de "Filadélfia". Esse cromossomo anormal é uma fusão de outros dois e resulta na produção de uma proteína anormal derivada de dois genes diferentes – chamada de proteína de fusão bcr-abl. Estudos detalhados de biologia molecular estabeleceram que a bcr-abl foi necessária e suficiente (condições fundamentais para o desenvolvimento de um candidato a novo medicamento) para conduzir as células de LLC, tornando-se um alvo ideal. O imatinibe foi o primeiro medicamento a atingir o alvo com êxito e modificou o prognóstico da LLC, com remissões prolongadas em pacientes resistentes a medicamentos quimioterápicos prévios. Infelizmente, as remissões, mesmo longas, não foram permanentes – as células cancerosas desenvolveram resistência. Esta tem sido uma característica das terapias com alvos moleculares – costumam ser eficazes, com poucos efeitos colaterais em comparação com a quimioterapia, mas em geral não curam a doença. No entanto, como observado na seção sobre quimioterapia contra a leucemia, o uso inicial desses medicamentos de forma isolada também resulta apenas em remissões, sem cura; por isso, a expectativa é de que o uso combinado mostre benefícios parecidos. O tempo dirá.

A segunda abordagem para a terapia de alvo molecular é apontar para o caminho da anormalidade "central". O melhor exemplo disso é a recente transformação da terapia contra o câncer renal. Até há pouco tempo, o câncer renal avançado era intratável, com apenas dois medicamentos autorizados, o interferon e a interleucina-2, ambos de eficácia muito limitada. A maioria dos cânceres renais ocorre “espontaneamente”, isto é, nenhum outro membro da família do paciente desenvolve o mesmo câncer. Foi observado, há bastante tempo, que algumas famílias desenvolvem os mesmos tumores, muitas vezes em idade jovem (ver a seção sobre o câncer hereditário, no capítulo 2). Uma dessas síndromes hereditárias foi descrita por Von Hippel e Lindau, síndrome batizada com os nomes desses pesquisadores. Os pacientes com síndrome de Von Hippel-Lindau (VHL) desenvolvem vários tipos de câncer renal como manifestação da doença. Analisados sob microscópio, observou-se que os cânceres da síndrome VHL se assemelhavam aos cânceres não hereditários comuns, por isso, foi levantada a suspeita de que as anormalidades no gene VHL pudessem estar presentes nos cânceres espontâneos, o que se provou verdadeiro. Entretanto, o problema em pacientes com a síndrome VHL é que a função normal da proteína VHL está *ausente*; assim, marcar a própria proteína VHL apenas aumentaria o problema. Um estudo da via da VHL revelou que, como resultado da baixa atividade da proteína VHL, proteínas normalmente suprimidas por ela tornaram-se hiperativas. Entre elas estão proteínas que conduzem à divisão celular e uma família de moléculas que conduzem à produção de novos vasos sanguíneos. Foram desenvolvidos medicamentos cujo alvo são membros dessa via, ao longo da trajetória completa da proteína de VHL defeituosa, incluindo três terapias moleculares, o sorafenibe, o sunitinibe e o tensirolimo, e um anticorpo monoclonal denominado bevacizumabe. Estudos clínicos com esses medicamentos resultaram na revolução do tratamento de câncer renal em estágio avançado, e os quatro fármacos receberam autorização de comercialização a partir de 2006, junto com mais uma porção de medicamentos encaminhados à prática clínica. Tal como acontece com a LLC, mesmo que tumores avançados possam ser diminuídos pela primeira vez, os medicamentos não resultam em cura na maioria dos casos, e a resistência ao tratamento se desenvolve ao longo do tempo. Os estudos clínicos estão agora se concentrando em terapias adjuvantes, sequenciamento e combinações na esperança de aumentar a sobrevida dos pacientes.

Tal como com o Herceptin, o custo dos medicamentos tem causado polêmica – os pacientes precisam ser tratados de forma contínua, e não somente durante um período limitado, como era a norma com a quimioterapia. Os medicamentos são caros – em torno de 25 a 30 mil libras por ano de tratamento – com as consequentes desigualdades de acesso (consulte o capítulo 5). Ao contrário do que ocorre com o Herceptin para o câncer de mama, no entanto, as autoridades responsáveis pela aquisição de medicamentos de vários países, incluindo Canadá, Austrália, Escócia e Inglaterra, demonstram mais resistência em financiar tratamentos para um grupo de pacientes idosos do sexo masculino do que para o grupo de mulheres com câncer de mama, cujo lobby tem mais visibilidade.

Medicamentos usados para o controle de sintomas

Apesar de não tratar o câncer de modo direto, uma série de medicamentos complementares tem contribuído para o tratamento do câncer ao longo dos últimos dez a quinze anos. Os medicamentos que causam menos enjoos já foram mencionados. Os fatores de crescimento, em particular o fator estimulador de colônias de granulócitos (*granulocyte colony stimulating fator*, G-CSF), que aumenta a contagem de leucócitos no sangue, reduzindo os riscos de infecção, também estão relacionados com a segurança e a distribuição da quimioterapia. Um segundo produto relacionado, chamado fator estimulador de colônias de granulócitos e macrófagos (*granulocyte-macrophage colony stimulating fator*, GM-CSF), desenvolvido inicialmente para o mesmo fim, acabou tendo um papel importante na liberação circulatória de precursores de células sanguíneas designadas células-tronco. Essa observação um tanto esotérica permitiu a coleta de células-tronco antes de doses elevadas de quimioterapia que destroem a medula óssea normal. Anteriormente, os pacientes precisavam de um transplante de medula óssea para se recuperarem de tal tratamento, mas verificou-se que as células-tronco coletadas realizam o mesmo trabalho, com mais rapidez e através de um processo mais fácil de coleta pré-tratamento, ampliando o leque de pacientes adequados para tratamentos com doses altas.

Outra área de pesquisa recente envolve os agentes de proteção óssea. Muitos cânceres espalham-se pelos ossos, com consequências devastadoras, incluindo dores, fraturas e paralisias devido a danos à coluna vertebral. As pesquisas demonstraram que a reação excessiva do organismo ao câncer cria, paradoxalmente, mais problemas. Os medicamentos inicialmente desenvolvidos para a osteoporose (fragilidade óssea) diminuem o impacto desses efeitos colaterais autoinfligidos. Os fármacos iniciais disponíveis, tais como o clodronato, mostraram potência relativamente baixa, mas medicamentos posteriores, como o zoledronato e o ibandronato, são mais eficazes e podem reduzir de modo significativo o dano ósseo de pacientes com câncer em estágio avançado. Ainda mais intrigante, em estudos clínicos adjuvantes sobre o câncer de mama de alto risco, o zoledronato também reduziu doenças dos tecidos moles, sugerindo que esses agentes talvez possam ter propriedades anticancerígenas diretas.

Conclusões

Os avanços no tratamento contra o câncer observados nos últimos cem anos são profundos e transformaram as vidas de milhões de pessoas em todo o mundo. O tratamento contra o câncer no início do século XXI é mais seguro, mais eficaz e menos tóxico do que era há cinquenta ou cem anos. A cirurgia e a radioterapia continuam a ser aperfeiçoadas e aprimoradas com tecnologias direcionadas e minimamente invasivas cada vez mais acessíveis. Exames de imagem e serviços de patologia também continuarão a avançar e permitirão uma melhor seleção de opções de tratamento no futuro. A variedade e a eficácia dos medicamentos aumentam rapidamente, o que estimulará mais avanços nos próximos anos. O principal problema, como veremos no capítulo 5, é o custo crescente, mas lidar com essa questão é melhor do que não ter opções de tratamento disponíveis.

Capítulo 4

Pesquisas sobre o câncer

Introdução

Como já vimos, as principais formas de tratamento contra o câncer continuam sendo a cirurgia e a radioterapia, terapias que datam do século XIX, mas que passaram e ainda passam por um processo de aprimoramento técnico. Já os tratamentos medicamentosos contra o câncer são muito mais recentes. A primeira terapia medicamentosa de sucesso contra o câncer ocorreu em 1940, com o uso de hormônios femininos sintéticos no tratamento do câncer de próstata. A primeira quimioterapia bem-sucedida data dos anos 1970 e se deu através do desenvolvimento de tratamentos contra leucemias e linfomas (câncer da medula óssea e câncer do sistema linfático). O interessante é que os componentes químicos que serviram de base para esses tratamentos foram anteriormente desenvolvidos para fins condenáveis (como vimos, a mustina, um dos primeiros medicamentos de sucesso nessa área, é extraída do princípio ativo do gás mostarda). Sem dúvida o desenvolvimento de novos tratamentos e o aprimoramento dos tratamentos já existentes requer um processo de investigação. Este capítulo descreverá algumas das trajetórias que a pesquisa percorre, destacando em especial as diferenças entre as regras estabelecidas para a pesquisa de medicamentos e de dispositivos (como máquinas de radioterapia) ou técnicas (cirurgias). Uma vez que existem diferenças importantes, com anomalias significativas resultantes desses processos, os contrastes serão explorados em detalhes. O capítulo se concentrará principalmente em descrever qual é a origem de novos tratamentos, mas as estruturas experimentais são semelhantes e se aplicam também para contrastar tratamentos existentes ou para pesquisar técnicas de controle dos sintomas.

O processo de desenvolvimento de novas técnicas cirúrgicas e radioterápicas difere de modo significativo do processo de desenvolvimento de medicamentos. De modo geral, as melhorias na área cirúrgica correspondem a pequenas mudanças técnicas (por exemplo, a sugestão de um método mais adequado de controle de hemorragias) que não alteram fundamentalmente o conceito que está por trás da técnica cirúrgica. Tais melhorias costumam ser autorizadas usando o critério de que são "adequadas ao que se propõem" (ou seja, responder se a nova técnica ajuda mesmo a controlar hemorragias). Argumentos parecidos são aplicados a melhorias em técnicas radioterápicas (por exemplo, melhores práticas de contenção da radiação com a finalidade de poupar tecidos normais). Em geral, tem-se partido do princípio de que melhorias desse tipo devem ser inquestionavelmente melhores para que a sua implementação ocorra. Na verdade, as melhorias podem ser apenas ilusórias e surgir em virtude de pressões comerciais, mais do que por causa de qualquer evidência que sirva de base para direcionar a sua implementação. Mostrarei como e por que isso pode acontecer usando como exemplos técnicas de cirurgia assistida por robô e radioterapia de intensidade modulada.

Os tratamentos com medicamentos, por outro lado, seguem critérios totalmente diferentes. Em geral, uma melhoria nas taxas de sobrevida comparada a padrões anteriores é exigida por entidades regulatórias como a Food and Drug Administration (FDA, Agência de Administração de Alimentos e Medicamentos dos Estados Unidos). Isso significa que um novo tratamento com medicamentos requer testagens em série em estudos clínicos envolvendo um grande número de pacientes. De modo geral, o processo pode ser dividido em três categorias, chamadas fase 1, fase 2 e fase 3.

Na fase 1, os estudos clínicos estabelecem a segurança e o perfil dos efeitos colaterais do medicamento. É comum que essa fase envolva estudos com um número pequeno de pacientes, já que medicamentos contra o câncer são usados por aqueles que já esgotaram as opções-padrão e que já passaram por múltiplos tratamentos. Medicamentos com efeitos mais brandos, como os usados para o controle da pressão arterial, costumam ser testados primeiro em voluntários saudáveis. Os estudos clínicos de fase 2 são maiores e em geral envolvem pacientes nos estágios mais iniciais da "jornada contra o câncer", diferentemente dos que estão nos estudos de fase 1. Nessa fase, o objetivo é confirmar se o medicamento apresenta um mecanismo de ação útil contra o câncer em questão. Para o medicamento que se apresenta promissor, o estudo clínico de fase 3 fará a comparação com qualquer outro tratamento que seja considerado padrão. O estudo de fase 3 envolve centenas e até milhares de pacientes. Há vários problemas a partir desse design de pesquisa, desde consenso e custos até questões legais. Os estudos de autorização de comercialização de fase 3 agora são quase sempre assuntos internacionais e precisam cumprir com protocolos legais de diversos países, em especial dos Estados Unidos. Os custos de estudos desse tipo são enormes e explicam os preços altíssimos dos novos medicamentos – cerca de 1 bilhão de dólares entre a síntese do medicamento e seu registro como um novo tratamento contra o câncer. O processo de autorização de comercialização – que dá à empresa o direito de lucrar com a distribuição do medicamento ou produto – é rigorosamente regulado por grupos nacionais e transnacionais, como a FDA. O tópico da regulamentação será desenvolvido mais adiante, no próximo capítulo – é indiscutível que o alto nível de rigor na regulamentação de estudos clínicos protege o participante de sofrer danos potenciais às custas da sociedade através da diminuição no ritmo de desenvolvimento de melhorias e do aumento dos custos dos novos medicamentos a ponto de seu acesso ser cada vez mais restrito, até nos países mais ricos do mundo.

Desenvolvimento de novos medicamentos contra o câncer

Princípios científicos

É evidente que um grande número de pesquisas biológicas subjazem à pesquisa sobre o câncer. Houve grandes avanços nos últimos cinquenta anos, em especial a descoberta da estrutura do DNA e o então chamado "dogma central" da biologia – a relação entre DNA, RNA e proteína, discutida em detalhes no capítulo 2. As gerações anteriores de medicamentos contra o câncer foram desenvolvidas em larga escala através da observação dos efeitos dos componentes químicos nas células, na busca por medicamentos eficazes no extermínio de células cancerosas. Essas pesquisas produziram os diversos medicamentos de quimioterapia que apareceram nos anos 1970 e 1980. Embora novos agentes quimioterápicos ainda estejam sendo produzidos, há uma sensação de a produção estar diminuindo quando se comparam os medicamentos novos aos grandes avanços das décadas passadas.

Pesquisas mais recentes têm mantido o foco em desenvolver o conhecimento sobre assinaturas moleculares do câncer discutidas no capítulo anterior em relação a alvos moleculares e anticorpos monoclonais. O genoma humano foi sequenciado no final do século XX. A tecnologia inicial de sequenciamento começou de forma lenta e complexa, e a primeira sequência foi concluída depois de muitos anos. Com a conclusão dessa primeira tarefa, de conhecer a estrutura geral do genoma humano, tornou-se possível sequenciar os genomas específicos do câncer para comparar o DNA do câncer com o DNA normal extraído das células sanguíneas dos pacientes. Isso hoje possibilita que equipes em laboratórios especializados levem apenas algumas semanas para fazer a comparação, e os custos estão diminuindo rapidamente. A tecnologia, o tempo necessário para executar tarefas e os custos provavelmente melhorarão muito nos próximos anos, assim como em breve será possível determinar a sequência de DNA do câncer de cada paciente como parte do diagnóstico. Atualmente, esse trabalho é experimental, e resultados extraordinários estão surgindo a partir desse novo campo de pesquisa.

A célula humana contém cerca de 21 mil genes distribuídos em 23 cromossomos. A pesquisa que compara as sequências de DNA dos 21 mil genes com o DNA normal de pacientes já foi realizada com muitos cânceres, e os resultados mostram o quão estreita é a linha que separa as células normais das cancerosas. Em média, experimentos desse tipo revelam anomalias em cerca de quarenta a sessenta genes. Dito de outra forma, se imaginarmos que o genoma humano é uma biblioteca com 23 livros (os cromossomos), e que cada um tem cerca de mil páginas (os genes), haverá um total de quarenta a sessenta erros de ortografia na versão cancerosa da "biblioteca". Além disso, muitos desses "erros" genéticos na verdade não modificarão o "sentido" do gene – a proteína produzida manterá sua função normal. O número de caminhos que levam ao processo canceroso resume-se a cerca de doze. Os genes mutantes ou que apresentam falhas em cânceres estudados dessa forma pertencem a um desses doze caminhos e parecem estar presentes em todos os estudos sobre o câncer. Esse trabalho aponta estratégias para o próximo passo no desenvolvimento de medicamentos contra o câncer. A recente rodada de pesquisas sobre moléculas monoclonais centra-se em grande parte (mas não exclusivamente) em moléculas individuais como o HER2 sendo alvo do Herceptin. Esse trabalho recente com o genoma humano completo destaca a necessidade de apontar caminhos para múltiplos genes em vez de trabalhar com eles individualmente. É provável que no futuro testes com medicamentos tenham como foco o aspecto biológico do câncer e tirem proveito dos estudos sobre o genoma para apontar genes mutantes que sejam a chave para cânceres específicos. Isso também abre a possibilidade para que os medicamentos do amanhã sejam reconhecidos por funcionarem com a presença de assinaturas genéticas específicas. Assim, relacionar o sequenciamento do genoma com o diagnóstico revela o caminho para o "cálice sagrado" da medicina contra o câncer – a seleção personalizada de terapias medicamentosas.

Fase pré-clínica

O primeiro passo no desenvolvimento de novos medicamentos é a identificação de compostos adequados para a realização de estudos em seres humanos. Cada vez mais isso resulta do tipo de pesquisa sobre o câncer descrito acima. Essa busca pode tomar diversas formas, desde a testagem de compostos aleatórios até a síntese de medicamentos dirigidos a anormalidades pré-especificadas de uma célula cancerosa. Os medicamentos utilizados hoje em tratamentos clínicos originam-se de diversas fontes, e alguns deles foram descritos no capítulo anterior. A testagem inicial de um candidato a medicamento envolverá experimentos em laboratório com células cancerosas. Essas células cancerosas vêm de uma variedade de fontes, desde cânceres humanos a tumores gerados artificialmente em animais de laboratório. Algumas das linhagens de células humanas foram cultivadas a partir da retirada de fragmentos de câncer removidos cirurgicamente e colocados em meio de cultura celular em laboratório. O processo é conceitualmente fascinante – é possível testar o medicamento em um câncer "de verdade".

Existem muitas linhagens de células como essas; possivelmente a mais famosa delas seja a HeLa. Essa linhagem foi cultivada a partir de um fragmento de câncer cervical retirado de uma mulher chamada Henrietta Lacks (algumas vezes chamada de Helen Lane ou Helen Larson na tentativa de preservar a sua identidade), cujas células foram amplamente utilizadas por laboratórios ao redor do mundo. Note-se, ainda, que nem ela nem sua família deram consentimento ou permissão para esse processo, resultando em um famoso caso judicial na Califórnia, em 1990, no qual ficou decidido que, nos Estados Unidos, tal procedimento era ilegal. No Reino Unido e em outros países, a posição é diferente, e o consentimento esclarecido do paciente para a coleta de tecido é obrigatório. Calcula-se que foram cultivadas tantas células HeLa que hoje elas ultrapassaram o número de células "normais" produzidas pela sra. Lacks durante a vida, fazendo dela uma espécie de imortal. O problema com as linhagens de células, no entanto, é que a maioria das tentativas de cultivar células cancerosas retiradas de pacientes foi malsucedida. Dessa forma, as linhagens de células que temos podem ser consideradas não representativas de um câncer típico assim como as células HeLa são da pessoa que foi Henrietta Lacks. No entanto, apesar dessa limitação, as linhagens de células humanas cancerosas ainda são um componente-chave na pesquisa sobre o câncer e na testagem de medicamentos.

O segundo modo de uso de linhagens de células é o derivado de tumores de animais, a maioria de camundongos. Muitos desses tumores são criados artificialmente. Um bom exemplo disso é a linhagem de células criadas usada na pesquisa com câncer de próstata. Camundongos não desenvolvem câncer de próstata como os seres humanos. Entretanto, é possível identificar genes manifestados na próstata do camundongo e usar as regiões promotoras (ver capítulo 2) desses genes para direcionar a produção de proteínas que causam o câncer. No caso dos camundongos, um gene com o nome curioso de "T-grande", oriundo de um vírus causador de câncer chamado SV40, foi utilizado. Um pequeno aparte: enquanto muitos genes têm nomes formados por letras e números difíceis de lembrar (afinal, são 21 mil genes humanos, muitos deles sem nome), um subconjunto apresenta nomes que vão do estranho (T-grande) ao mais estranho (*hedgehog*, *notchless* – algo como "ouriço" e "sem encaixe") até os extremamente divertidos – dois genes envolvidos na marcação celular são chamados de "mad" e "Max"!

A fim de fazer com que camundongos desenvolvam tumores de próstata, o gene híbrido que contém o gene específico que promove o câncer de próstata e o gene SV40-T devem ser inseridos em um óvulo de camundongo fertilizado. Se a inserção for bem-sucedida, um camundongo transgênico surge como resultado e os camundongos em crescimento manifestarão o gene nas glândulas da próstata. Como previsto, esses camundongos continuam desenvolvendo múltiplos tumores de próstata. Vários camundongos com propensão a desenvolver câncer foram criados, e sua linhagem é conhecida como o modelo de camundongo transgênico para o adenocarcinoma de próstata (*Transgenic Adenocarcinoma of the Mouse Prostate*, TRAMP). Esses camundongos mostraram-se úteis de várias formas. Como desenvolviam tumores de forma confiável, podiam ser usados para testar estratégias de prevenção ao câncer, como intervenções dietéticas. Em segundo lugar, os tumores podem ser usados para testar tratamentos com medicamentos, a fim de verificar sua eficácia. Em terceiro lugar, as células cancerosas que se desenvolvem em camundongos do modelo TRAMP foram cultivadas com sucesso em laboratórios, e essas linhagens de células podem ser usadas para experimentos, tanto sozinhas quanto reimplantadas em animais adultos do mesmo tipo do camundongo – um processo mais rápido e mais replicável do que aguardar que tumores se desenvolvam nos camundongos TRAMP. É evidente, a partir das discussões acima, que esses modelos são apenas representações de aspectos da doença humana, e não réplicas perfeitas dela. Portanto, mesmo sendo úteis para testes, os medicamentos ainda devem ser testados em seres humanos.

Antes que um medicamento possa ser administrado a seres humanos, uma fase mais distante da testagem pré-clínica é necessária – o teste de toxicidade. Enquanto modelos animais e culturas celulares oferecem indicações valiosas sobre a ação de um medicamento em seres humanos, eles não nos dizem até que ponto são seguros. Também precisamos saber qual é a probabilidade de atingir determinados níveis do medicamento nos pacientes e se esses níveis serão altos o suficiente para ter algum impacto real no câncer. A forma padrão de explorar isso é administrar doses crescentes do medicamento a grupos de animais até que se comece a vê-los morrer em virtude dos efeitos colaterais. Há uma série ainda mais terrível de medidas-padrão, como administrar uma dose do medicamento que matará certa proporção de sujeitos em um teste – chamado de teste da dose letal (DL). Medidas como DL50 (que mata 50% dos animais) e DL10 (que mata 10%) são amplamente usadas e geram controvérsias em grupos contra a vivissecção. Não proponho que examinemos a ética dos testes em animais *per se* – para mim, isso é algo que você acredita ser certo ou acredita ser errado. Se você seguir a última categoria, não há argumentos que o façam mudar de opinião. Acredito que valha a pena examinar criticamente as bases científicas dos testes em animais para tentar minimizar sofrimentos desnecessários. Existem problemas óbvios com testes do tipo DL50 – por exemplo, o DL50 irá variar em diferentes espécies com um dado composto, e pode ainda expor participantes humanos a riscos. No entanto, compostos que se mostram muito tóxicos em testes DL50 em níveis bem abaixo dos níveis terapêuticos necessários provavelmente não são seguros nem merecem ser testados em seres humanos. Quaisquer que sejam os acertos e erros e as limitações pré-clínicas dos testes de toxicidade, no momento, as entidades regulatórias solicitam tais testes em pelo menos duas espécies, sendo uma de não roedores, como cães, antes que seres humanos sejam submetidos a testes com o medicamento.

Estudos clínicos de fase 1

Tendo produzido um candidato a medicamento e completado o pacote de testes pré-clínicos necessário, o próximo passo é realizar testes em seres humanos. Logicamente, essa fase é chamada de fase 1. Para muitos medicamentos, como os comprimidos para controle da pressão arterial, essa fase ocorre em voluntários "normais", que costumam ser pagos. De modo geral, os voluntários são homens jovens (não mulheres, por causa dos riscos de danos inadvertidos a fetos). Para medicamentos contra o câncer, que com frequência são muito tóxicos e carcinogênicos, é claro que essa estratégia não é apropriada, e os testes de fase 1 normalmente são feitos com pacientes que já passaram por outras opções de tratamento-padrão. O formato clássico de fase 1 é ter três pacientes iniciais a serem tratados com doses conservadoras baixas e observados quanto aos efeitos que o medicamento provoca. Se não ocorrer toxicidade inaceitável, mais três pacientes serão tratados com doses maiores, e assim por diante. Para a maioria dos medicamentos, no fim, um determinado nível de dosagem é alcançado com efeitos colaterais inaceitáveis (nomeado "toxicidade limitante da dose" ou DLT, de *dose-limiting toxicity*). Se um paciente passa por DLT, outros pacientes são tratados com o mesmo nível da dose. Se dois ou mais entre seis pacientes passarem por DLT, a "dose máxima tolerada" ou MTD (*maximum tolerated dose*) para o medicamento é alcançada, e a fase 1 é encerrada. O nível da dose abaixo da MTD será usado para outros estudos. A fase 1 clássica tem o mérito da simplicidade, mas há também limitações óbvias. Em primeiro lugar, diferentes pacientes terão suscetibilidade variável para os potenciais efeitos colaterais de acordo com a toxicidade limitante. Se o estudo clínico incluir pacientes com tendência a apresentarem efeitos colaterais, a dose máxima tolerada será muito baixa, e vice-versa. Em segundo lugar, nem todos os medicamentos precisam ser utilizados na dose máxima tolerada. Por exemplo, um medicamento que bloqueia um receptor hormonal precisa ser administrado apenas em quantidade suficiente para bloquear o alvo. Qualquer medicamento adicional administrado acima desse nível estará apenas acrescentando toxicidade sem gerar benefícios. Para estudos com medicamentos desse tipo, é importante especificar o desfecho (*endpoint*) esperado a fim de evitar exposição desnecessária dos participantes ao medicamento.

Os principais problemas de fase 1 estão relacionados às necessidades dos pacientes. A maioria dos estudos está sendo realizada com pacientes que já esgotaram todas as possibilidades de terapia-padrão e que estão desesperados procurando por outras terapias viáveis. Por princípio, as doses de fase 1 costumam ser tão abaixo da média terapêutica que as chances de benefício são mínimas. Além disso, pelo menos dois entre cada seis pacientes que entram no estudo receberão uma dosagem muito alta e apresentarão um grande número de efeitos colaterais. Por fim, a maioria dos medicamentos que estão na fase 1 na verdade mostrarão ter pouco valor terapêutico por causa de problemas que não foram previstos em virtude da baixa dosagem do medicamento ou simplesmente pela falta de eficácia contra o câncer-alvo da medicação. Para a maioria dos pacientes, assim, entrar na fase 1 precisa ser visto como um ato de altruísmo, e é comum que muitos pacientes nesses estudos clínicos digam coisas como "Bem, se isso ajudar outras pessoas, valerá a pena". No entanto, os comitês de ética e os médicos precisam ser cuidadosos e proteger pacientes vulneráveis e desesperados, evitando que se prejudiquem durante os estudos.

Estudos clínicos de fase 2

Se um agente se sai bem na fase 1 – em outras palavras, se os efeitos colaterais são administráveis e aceitáveis, demonstrando alguma evidência de seus efeitos positivos contra o câncer –, ele seguirá para a fase 2 de estudos clínicos. O objetivo dos estudos de fase 2 é verificar a eficácia do medicamento em maiores detalhes. O medicamento será testado em doses ideais estabelecidas na fase 1 em um grupo de pacientes que tenham maior probabilidade de se beneficiarem com o medicamento. O que acontece é diferente da fase 1, já que o risco de dosagem baixa ou alta é muito reduzido, embora ele ainda exista por causa das limitações dos mecanismos de dosagem descobertos na fase 1 discutida acima. Além disso, já que os pacientes são selecionados com base na probabilidade de se beneficiarem com o uso do medicamento, a média do custo-benefício é muito melhor. Tipicamente, de quarenta a cinquenta pacientes serão selecionados para a fase 2, e os parâmetros serão a eficácia e a segurança, em uma população de pacientes mais bem definida e de certa forma mais adequada.

Determinar a eficácia é o maior problema. Em geral, os agentes que estimulam a diminuição do tumor são definidos como ativos, e isso leva a formas padronizadas de definição de medidas de diminuição que correspondem a uma resposta válida. O método mais utilizado é o sistema RECIST (*Response Evaluation Criteria in Solid Tumors*, ou Critérios de Avaliação de Resposta em Tumores Sólidos), publicado pela primeira vez em 2000 e atualizado em janeiro de 2009. As respostas das doenças são classificadas conforme descrito abaixo:

- Resposta completa: a doença diagnosticável desapareceu por completo.
- Resposta parcial: redução de tamanho de acordo com critérios pré-especificados de medida da doença diagnosticável.
- Doença estável: mudança insuficiente para ser colocada em outra categoria.
- Doença em progresso: piora da doença de acordo com critérios pré-especificados de medida ou surgimento de novos depósitos de câncer.

O princípio por trás desse sistema de avaliação é simples; a aplicação, na prática, é complexa. A seguinte lista de questões espinhosas (não é uma lista completa) pode ilustrar algumas dessas dificuldades:

- Quanto um tumor deve crescer antes que o crescimento conte como progressão?
- O quanto ele deve regredir para que conte como resposta ao tratamento?

- E se alguns nódulos regredirem e outros não?
- Em que momento a resposta deve ser avaliada (se for muito cedo, pode gerar um relatório fraco; se for muito tarde, o paciente pode começar a piorar)?
- Como avaliar depósitos de tumor em tecidos como ossos ou pleura (o revestimento pulmonar) onde não há nódulos discretos que possam ser avaliados?

Esse último item é um problema específico de doenças que afetam sobretudo os ossos. Assim, enquanto a resposta ao tratamento ainda é um teste importante para avaliar a atividade do medicamento, um segundo conjunto de medidas baseadas em quanto tempo o paciente leva para começar a piorar – o "tempo de progressão" – é cada vez mais usado. Essa medida provou ser particularmente importante nas novas terapias de alvo molecular em doenças como o câncer renal. Nessa doença, os tumores são reduzidos, mas as diminuições são inferiores aos critérios-padrão estabelecidos no RECIST. Revisando exames de imagens desses pacientes, fica bastante claro que os tumores mudam de aparência, com o centro parecendo ser menos "ativo" do que antes – o que foi demonstrado quando nódulos foram removidos e descobriu-se que havia tecido morto entre eles. Ao mesmo tempo, sintomas relacionados ao tumor costumam melhorar. Para esses pacientes, uma doença "estável" e prolongada torna-se um resultado válido. Melhorar o tempo de progressão é um meio utilizado com a finalidade de avaliar a atividade de um agente. Por fim, os agentes podem ser avaliados por seu efeito no tempo de sobrevida geral. Isso não é usado com tanta frequência na fase 2 como resultado principal por uma série de razões, em especial o tempo – o objetivo é estabelecer o mais rápido possível qual agente deve ser levado adiante aos testes de fase 3.

Estudos clínicos de fase 3

Se um agente demonstra uma atividade encorajadora na fase 2, com toxicidade aceitável, ele prosseguirá para estudos clínicos de fase 3, em que o medicamento será comparado a um tratamento-padrão atual. Se o agente é um medicamento novo, o estudo envolverá a discussão de uma empresa farmacêutica com as entidades regulatórias, como a Agência Reguladora de Medicamentos e Produtos para a Saúde do Reino Unido (UK Medicines and Healthcare Products Regulatory Agency, MHRA), a Agência Europeia de Medicamentos (European Medicines Agency, EMA) e a Agência de Administração de Alimentos e Medicamentos dos Estados Unidos (Food and Drug Administration, FDA). Esses órgãos opinarão sobre tratamentos adequados a serem comparados e também sobre o resultado necessário para a obtenção de autorização de comercialização. A comparação pode ser com um medicamento existente ou com uma combinação de medicamentos, ou pode ser feita com o que é chamado de "melhor tratamento complementar". Essa última opção é escolhida quando não há terapia-padrão definida – os pacientes recebem tratamentos paliativos que o médico considera adequados.

O diferencial da fase 3 é que os pacientes são distribuídos aleatoriamente entre as opções de tratamento. Isso garante que sejam divididos de modo uniforme entre os diversos grupos do estudo clínico e minimiza o risco de surgirem diferenças nos resultados devido a pacientes com melhor ou pior prognóstico concentrarem-se em somente um dos grupos. Mesmo o projeto fazendo sentido e sendo considerado como o "padrão ouro" dos métodos de avaliação, como sempre, existem limitações.

Em primeiro lugar, e talvez essa seja a limitação mais óbvia, quando o grupo de controle corresponde a um tratamento adjuvante ou placebo há relutância por parte dos pacientes. É necessário dar uma explicação cautelosa e oferecer apoio, sobretudo para esclarecer que, se não houver outra alternativa comprovada, o tratamento fora do estudo não será diferente daquele do grupo de controle. Muitas vezes, no entanto, um estudo de fase 3 não compara um novo medicamento a placebo, mas à terapia-padrão atual. Essa é uma discussão mais fácil na clínica, já que todos recebem o tratamento e o novo medicamento pode ser menos eficaz do que o antigo – não sabemos até que façamos o estudo. Mesmo que o controle seja um placebo, não há nenhuma certeza de que o novo medicamento terá um desempenho melhor do que os antigos – há vários exemplos de estudos em que o medicamento não era melhor do que o placebo, e até mesmo exemplos em que o medicamento era pior – tóxico e ineficaz.

Em segundo lugar, a maioria dos novos medicamentos será apenas um pouco melhor do que os já existentes, portanto, as prováveis diferenças entre os grupos de estudo serão pequenas. A fim de detectar essas pequenas diferenças, grandes amostras são necessárias para garantir a confiabilidade estatística dos resultados. A estatística é motivo de piada, uma ciência caluniada e incompreendida; por isso, é importante ilustrar o motivo por que os tamanhos da amostra precisam ser grandes usando um exemplo simples. Suponhamos que queiramos avaliar se uma moeda usada em uma aposta é neutra ou se ela tende a cair em cara ou coroa. Se a jogarmos uma vez, teremos cara ou coroa (ignorando a possibilidade de que a moeda se equilibre sobre a própria borda!). Se a jogarmos novamente e obtivermos o mesmo resultado, teremos (digamos) 100% de caras e 0% de coroas. No entanto, ninguém diria que a moeda foi tendenciosa com apenas essas duas chances (amostra pequena). Suponhamos que continuemos até chegarmos a dez lançamentos – seis caras, quatro coroas. Poderíamos ter certeza de que a moeda não foi tendenciosa? Provavelmente não. No entanto, se chegássemos a cem lançamentos, tendo sessenta caras e quarenta coroas, ou mil lançamentos, tendo seiscentas caras e quatrocentas coroas, aumentaríamos a confiabilidade de que a moeda realmente foi tendenciosa. O problema contrário é mais difícil: se tivermos 501 contra 499, diríamos que a moeda é tendenciosa? É provável que não, mas e se fossem 510 contra 490? Ou 520 contra 480? O quão semelhantes os números podem ser de forma a determinar que a diferença ocorra ao acaso, em vez de ocorrer em virtude do fato de a moeda ser tendenciosa? Mesmo uma grande diferença, como em seiscentos contra quatrocentos, pode ocorrer por acaso, com uma moeda não tendenciosa, mas seria muito improvável. Planejar a estatística em um estudo é, assim, fundamental e determinará quantos pacientes serão necessários para detectar com segurança a diferença mínima considerada clinicamente importante antes de o estudo começar. Para um estudo testando um novo medicamento contra cânceres em estágio avançado, os moldes estarão na melhora da taxa de sobrevida em pelo menos três meses. Assim como acontece no caso da moeda, essa melhora poderia ocorrer por acaso. O estatístico, então, calculará quantos pacientes são necessários para mostrar (ou excluir) essa diferença de forma confiável – geralmente definida (em grande parte de forma arbitrária) como resultado do acaso que ocorra menos de uma vez em vinte chances.

Para a maioria dos estudos modernos, haverá um comitê (em geral chamado de Comitê Independente de Monitoramento de Dados – Independent Data Monitoring Committee, IDMC – ou Comitê de Monitoramento de Dados e Segurança – Data and Safety Monitoring Committee, DSMC) criado para monitorar de forma independente os resultados conforme os dados se acumulam. Isto é, o comitê serve para proteger os pacientes – se houver problemas de toxicidade imprevistos, por exemplo, o estudo pode ser interrompido. Com o decorrer do estudo, o IDMC pode interrompê-lo se os objetivos predefinidos forem atingidos mais cedo. Essas medidas permitem a difusão precoce dos dados e permitem que os pacientes tenham acesso mais cedo ao medicamento. Por outro lado, o IDMC também pode determinar que o estudo não apresentará diferenças significativas e decidir interrompê-lo de forma antecipada em razão de sua inutilidade.

Os desfechos (*endpoints*) dos estudos clínicos são controversos. As pesquisas são caras e chegam a ultrapassar os 100 milhões de dólares. Portanto, as empresas farmacêuticas querem que os estudos tenham menor escala e sejam conduzidos o mais rápido possível. Por outro lado, as agências regulatórias almejam resultados mais confiáveis e, assim, precisam de períodos mais longos de acompanhamento ou de amostras maiores. As necessidades da sociedade como um todo ficam em algum lugar entre essas duas forças. Todos nós desejamos ter os melhores medicamentos e, se tivermos câncer, os queremos agora. Da mesma forma, desejamos que sejam seguros. Além disso, quanto maior e mais longo for o estudo clínico, mais a empresa farmacêutica terá de cobrar pelo medicamento a fim de pagar os custos elevados de seu desenvolvimento – ver o capítulo 5 para uma discussão mais detalhada sobre essa questão. Conforme os orçamentos de saúde crescem, a pressão para reduzir os custos com os medicamentos aumenta, fazendo com que a disponibilidade de novos medicamentos não seja acessível a pacientes com câncer que vivem em economias mais pobres. Para lidar com essas tensões, cada vez mais pesquisadores têm procurado o que chamam de desfechos "substitutos". O objetivo é escolher um desfecho inicial capaz de prever com precisão o resultado final do estudo clínico. O índice de resposta de um estudo de fase 2 é um exemplo de um desfecho substituto utilizado para selecionar um medicamento para o estudo de fase 3. O problema é que a correlação entre o índice de resposta e o tipo de desfecho exigido pelas autoridades regulatórias, como aumento da taxa de sobrevida, não é boa o suficiente para permitir um índice alto de resposta na fase 2 que leve diretamente a uma autorização de comercialização. O mesmo se aplica a comparações entre os índices de resposta em estudos clínicos randomizados.

A fim de fugir de comparações baseadas em taxas de sobrevida, que levam um longo tempo, os pesquisadores devem mostrar que alguma medida anterior prevê de forma confiável o resultado final. Um exemplo dessa medida é o "tempo de progressão" mencionado anteriormente. Esse é o tempo necessário para que o tumor cresça ou se espalhe em valores pré-especificados e é comumente usado como um desfecho para estudos clínicos de autorização no câncer de mama em estágio inicial. Em algumas definições de doença, por exemplo, o PSA (*prostate-specific antigen*, ou antígeno prostático específico) no câncer de próstata, o marcador do candidato não é confiável, e medicamentos contra o câncer de próstata ainda estão presos à necessidade de mostrar melhor sobrevida a fim de obter autorização. No câncer de próstata, os estudos atuais estão avaliando um método novo de resposta, através da contagem do número de células cancerosas em circulação. Normalmente, elas estão presentes em números insignificantes – o ponto de corte é de cerca de 5 a cada 7,5 mililitros de sangue –, um número insignificante de agulhas em um palheiro formado por uma massa de dezena de milhões de células sanguíneas. Se for validado, esse teste pode acelerar de modo significativo o ritmo de desenvolvimento de medicamentos contra o câncer em doenças como o câncer de próstata, atualmente preso a desfechos de sobrevida global. Como estudos breves são mais baratos, isso também pode reduzir o preço de venda do medicamento.

Comparações de tratamentos existentes

O esquema das fases 1 a 3 descrito acima pode ser adaptado a qualquer nova técnica ou combinação de medicamentos. Entretanto, os requerimentos são diferentes dependendo dos países. Ensaios clínicos comparando medicamentos existentes em novas combinações costumam ser subestimados por organizações acadêmicas, tais como a Cancer Research do Reino Unido ou o National Cancer Institute (Instituto Nacional do Câncer) dos Estados Unidos. O uso do modelo acima oferece resultados confiáveis que podem influenciar a prática e que são o "padrão ouro" dos avanços na prática médica de um modo geral. O sistema se torna bem menos claro para técnicas cirúrgicas, equipamentos de radioterapia e outros dispositivos, além dos marcadores biológicos. Por exemplo, novas tecnologias, como a cirurgia assistida por robô, são introduzidas com melhorias incrementais. Essas "melhorias" são tratadas como evidentes, quando na verdade podem não ser nada disso. Comparar uma cirurgia normal com uma cirurgia assistida por robô, por exemplo: o acesso às partes do corpo é diferente; a conexão tátil entre as mãos do cirurgião e os tecidos perde-se na cirurgia assistida por robô; o controle de hemorragias ou complicações, como perfuração do intestino, pode apresentar riscos diferentes, possivelmente exigindo a conversão do sistema assistido por robô para uma operação convencional; o tempo na sala de cirurgia pode ser mais longo quando cirurgiões estão em treinamento, e assim por diante. É inteiramente plausível que cada um desses fatores possa afetar de forma substancial os resultados. Além disso, há o problema do custo. Um robô cirúrgico custa mais de 1 milhão de libras, com custos de operação anuais entre 100 a 150 mil libras. Mesmo que os resultados sejam melhores, qual é o preço que vale a pena pagar por, digamos, um período mais curto de permanência no hospital?

Pode-se esperar que a introdução de uma técnica dessas, por exemplo, para a remoção da próstata, demande o mesmo tipo de estudo aos quais os novos medicamentos contra o câncer de próstata são submetidos, com resultados melhores ou equivalentes. Nenhum estudo como esse foi realizado, e, ainda assim, robôs cirúrgicos têm atuado nos grandes centros cirúrgicos do mundo, em especial nos Estados Unidos. Então, por que a grande discrepância? Em essência, dispositivos novos simplesmente precisam demonstrar segurança e adequação ao propósito para o qual foram criados. Quando as mudanças são pequenas e incrementais, fica claro que um estudo clínico para mostrar que o novo bisturi é um pouco melhor seria impraticável e provavelmente insignificante. Em algum momento, a mudança deixa de ser incremental, e os robôs cirúrgicos me parecem bons exemplos disso. Ainda assim, são tratados como se fossem simplesmente um bisturi melhor. Nos Estados Unidos, especificamente, comprar um robô cirúrgico se tornou parte essencial do marketing de um hospital – é um kit icônico. Que instituição de ponta ficaria sem um robô? Debater esse assunto será cada vez mais importante na luta dos sistemas de saúde contra o aumento de custos. Já é de se imaginar, sem dúvida, que novas tecnologias possam na verdade reduzir custos. Voltando aos robôs, não é improvável que, conforme a curva de aprendizado diminua, menor seja o custo do hospital, e maiores os índices de redução de complicações, o que pode gerar retorno de capital e economia de custos operacionais. No momento, entretanto, simplesmente não temos como saber.

Argumentos semelhantes se aplicam a exames, tais como os de imagem e outros usados para diagnóstico. Não é necessário fazer pesquisas para validar o óbvio – um exame com imagem mais nítida provavelmente produzirá um melhor resultado do que um exame com imagem não tão nítida! No entanto, quando analisamos a situação mais de perto, as coisas ficam mais complicadas. Por exemplo, um dos fatores-chave para a tomada de decisão é saber se o câncer se espalhou para um determinado órgão. De modo geral, se um exame de imagem parece anormal em determinada área que pode estar em risco, é provável que isso represente que há doença. Porém, o inverso não significa a mesma coisa – um exame de imagem pode ser negativo ou pode significar que a doença está abaixo do limiar de detecção. Isso é ilustrado pela verificação hipotética de um fígado, discutida no capítulo 3. Um bom exemplo desse tipo de problema é a detecção de câncer nos linfonodos. Como os linfonodos são estruturas normais e o câncer nos linfonodos possui densidade semelhante à do

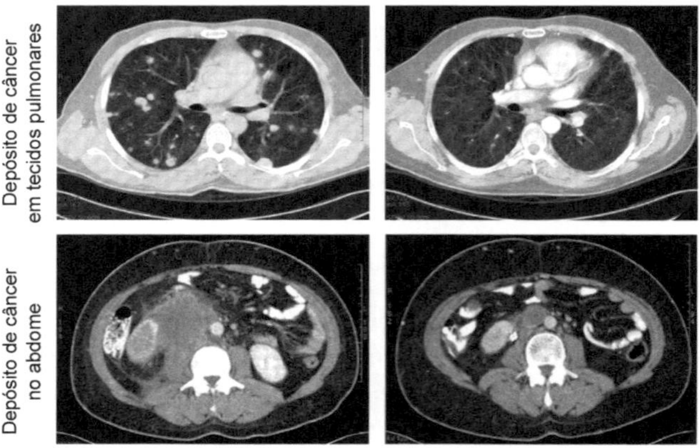

22. Exemplos de respostas do tumor nos exames de imagem.

tecido normal (e, portanto, a mesma aparência nas imagens), a imagem só mostra se as estruturas têm dimensões normais ou anormais, com um ponto de corte de cerca de cinco milímetros. Vê-se, então, que, se tivermos uma massa cancerosa de quatro milímetros substituindo as partes de um linfonodo, ela terá aparência "normal".

Suponhamos que um exame de imagem potencialmente melhor para o câncer linfático seja desenvolvido. Como ele deveria ser avaliado? Esse teste cairia no mesmo tipo de via regulatória existente para dispositivos cirúrgicos, que precisam mostrar segurança e adequação a um propósito. A segurança é mais simples – as fases 1 e 2 funcionam bem para isso, mas como é que vamos demonstrar a "adequação ao propósito"? A resposta é fazer algum tipo de estudo clínico, mas a questão dos desfechos é complicada – quantos linfonodos "normais" que abrigam pequenos cânceres precisam ser detectados para que o estudo seja válido? Quantos podemos deixar passar? Como podemos avaliar os índices positivos e negativos "verdadeiros"? Deveríamos seguir em direção a resultados clínicos mais amplos em vez de apenas contar linfonodos – por exemplo, a aplicação do teste resulta em melhora dos resultados clínicos, como maior tempo de sobrevida do que com a forma-padrão adotada para o cuidado do paciente?

Todas essas questões são muito difíceis quando aplicadas à tecnologia de imagem, pois os custos de aquisição de novos escâneres são muito elevados. Mesmo para tecnologias que aumentam a capacidade de escâneres existentes, como novos medicamentos de contraste, essas questões são importantes e não há uma única estratégia consistente em todo o mundo.

Argumentos semelhantes se aplicam a exames diagnósticos. À primeira vista, o problema parece simples – se tivermos um exame de sangue correlacionado ao câncer, então devemos utilizá-lo como parte das justificativas para as tomadas de decisão clínicas. No entanto, se analisarmos a literatura, encontraremos vários exemplos de exames que estão correlacionados à presença ou à ausência da doença, mas poucos são realmente usados clinicamente. Por que isso acontece? A principal resposta para essa questão é que o exame precisa oferecer informações adicionais sobre o que já sabemos. Por exemplo, há diversos exames de urina que se correlacionam com a presença de câncer de bexiga, mas nenhum deles é utilizado no Reino Unido. Pacientes com suspeita de câncer de bexiga precisam de uma cistoscopia para confirmar o diagnóstico. Os testes de urina disponíveis não são confiáveis o suficiente para que os pacientes sejam dispensados da realização de uma cistoscopia. Uma vez que a bexiga tiver sido examinada, se um tumor for encontrado, é necessário fazer uma biópsia. Mais uma vez, os exames não são confiáveis o suficiente para evitar a necessidade de fazer uma biópsia. Além disso, a biópsia de excisão também faz parte do tratamento, mas não importa o quão preciso seja o teste, o paciente ainda precisará passar pela cirurgia. E como prever o prognóstico? Ainda mais uma vez, o exame de urina é bom, mas não tão bom quanto o estudo anatomopatológico do tumor removido, então o exame de urina não faz diferença. Diante do que foi exposto, a escolha do exame adequado para o diagnóstico surte efeito nos resultados – esse exame pode evitar procedimentos invasivos ou prever qual, a partir de uma série de opções, é o melhor tratamento? Isso demanda estudos em larga escala semelhantes aos necessários para autorizar um medicamento, e essa é a razão pela qual existem tão poucos testes estabelecidos ou marcadores utilizados na clínica para auxiliar no processo de tomada de decisão.

Há exemplos de marcadores que se correlacionam bem com a doença e que podem ser usados para prever eventos clínicos com antecedência a partir de sintomas clínicos ou alterações evidentes em exames de imagem. Exemplos de tais marcadores incluem o PSA, para o câncer de próstata, o CA125, para o câncer de ovário, e o AFP e o HCG, para o câncer de testículo. Mesmo quando existem bons marcadores, eles não necessariamente substituem outros métodos clínicos de avaliação. Por exemplo, enquanto as mudanças no PSA repercutem nas alterações do status da doença, alguns tratamentos que afetam os resultados clínicos (medicamentos para o endurecimento dos ossos, denominados bisfosfonatos, são um bom exemplo) têm pouco efeito sobre os níveis de PSA, apesar de ajudarem a prevenir danos causados pelo câncer ósseo. De forma ainda mais surpreendente, um estudo recente de larga escala sobre câncer de ovário e o uso de marcadores produziu resultados bastante contraintuitivos. Um aumento do nível sanguíneo de CA125 pode prever uma reincidência clínica. Seria de se esperar que o tratamento precoce de recidiva fosse melhor do que aguardar até que os sintomas da doença se desenvolvessem. O estudo comparou uma política de tratamento direcionada pelos marcadores (isto é, o tratamento para a reincidência começou com um aumento dos níveis de marcadores) com o tratamento clínico do sintoma. Um total de cerca de 1,5 mil mulheres participaram do estudo, e a introdução precoce ao tratamento em mulheres com um monitoramento mais intensivo não afetou o tempo de sobrevida. Ainda mais surpreendente, a qualidade de vida e os níveis de ansiedade foram melhores nas mulheres com o tratamento clínico conduzido – acompanhamento mais próximo e tratamento precoce foram, na verdade, inferiores de uma maneira geral.

Um foco intenso de pesquisas é a terapia individualizada – ou seja, identificar marcadores que permitam um tratamento personalizado da doença. Há muitas maneiras de caracterização dos tumores – por suas mutações no DNA, por seus padrões de expressão de proteínas, observando as atividades de diferentes enzimas. Porém, ao mesmo tempo em que é relativamente fácil identificar padrões que se correlacionam a diferentes resultados, fica evidente, a partir da discussão acima, que isso não é suficiente para que o tratamento possa ser alterado. Demonstrar o valor clínico exigirá estudos clínicos comparando a política direcionada pelo marcador com o tratamento-padrão. Como o exemplo do câncer de ovário mostra, mesmo um bom marcador não garante o resultado esperado. Outro problema que pode surgir é que o número de candidatos a marcadores sendo desenvolvidos pode exceder a capacidade das equipes de pesquisa para a realização de estudos, possivelmente em muitas vezes. Além disso, os marcadores de fato alteram uma doença, que passa de uma entidade homogênea para um número de subentidades distintas. Como bons estudos precisam de números vultosos, isso torna a realização de estudos mais difícil – a doença torna-se mais rara. Isso é ilustrado por mudanças recentes no câncer renal. Uma série de variedades patológicas havia sido descrita há algum tempo, mas, até o advento de terapias de alvo molecular, a série não fez diferença para as opções de tratamento. Conforme já foi discutido, as alterações das células renais cancerosas (cerca de 70% do total) conduzem a novos tratamentos. O que fazer com os 30% restantes? Vários subtipos diferentes compõem esses 30%, por isso, os estudos agora se tornaram mais difíceis, pois cada um é bastante raro. Como resultado, ficamos sem saber como lidar com esses subgrupos. Essas doenças "órfãs" se tornarão cada vez mais comuns e problemáticas, pois haverá pouco em termos de dados de estudos para informar tratamentos, e realizar estudos será difícil devido à falta de números.

Conclusões

Nos anos que estão por vir, presenciaremos desenvolvimentos animadores de novos medicamentos contra o câncer, biomarcadores e tecnologias futurísticas e empolgantes, como robôs cirúrgicos. Como incorporaremos esses desenvolvimentos à prática clínica dependerá em larga medida da pesquisa clínica para justificar o seu uso. Entretanto, novas tecnologias específicas terão a tendência a serem introduzidas pelo marketing em vez de por estudos clínicos. Como autorizamos, regulamos e financiamos esses dispositivos será uma problemática crescente conforme os orçamentos dos serviços de saúde ficam sob pressão com o envelhecimento da população e a dívida pública gerada pela crise de crédito.

Capítulo 5

A economia do tratamento contra o câncer

Os capítulos anteriores ilustraram a natureza complexa do tratamento moderno contra o câncer e a velocidade das mudanças na tecnologia médica e na terapia medicamentosa. Essas mudanças são fomentadas por investimentos da indústria de medicamentos e equipamentos médicos em novos tratamentos, como foi descrito no capítulo anterior. É evidente que esses novos tratamentos precisam ser pagos e, em geral, custam mais do que as tecnologias antigas que substituem. Há exceções para isso – por exemplo, um tratamento que melhora o índice de cura pode reduzir bastante as despesas com terapias posteriores, e isso pode resultar em uma grande economia na utilização dos recursos de assistência médica. Medir essas mudanças interdependentes é, sem dúvida, complexo. Portanto, muitas das decisões relacionadas aos aspectos econômicos da assistência médica concentram-se nos custos diretos de aquisição de novas tecnologias (que são fáceis de calcular) em vez de nos custos secundários. É comum, no que diz respeito ao tratamento contra o câncer, que esses custos sejam mais altos perto do fim da vida, o que resulta em dilemas controversos de financiamento. A maneira como esses dilemas são resolvidos em diferentes sistemas de saúde será abordada neste capítulo.

A economia também influencia aspectos relacionados ao tratamento do câncer – nesse caso, em um nível mais macroeconômico do que o custo individual de um medicamento. No geral, as economias desenvolvidas têm sistemas de saúde que oferecem cobertura total a problemas de saúde desde o nascimento até a morte. Cada sistema tem prós e contras, mas as maiores diferenças são percebidas entre os países desenvolvidos e os menos desenvolvidos. É evidente que, sem infraestrutura básica, comprar ou não um medicamento caro recém-lançado não é uma questão relevante para a maior parte da população. É possível estimar o impacto disso: a Figura 23 mostra a inter-relação entre o produto nacional bruto per capita (PNBpc) e a expectativa de vida em anos. Como pode ser observado, há países com receitas muito baixas e, como seria de se esperar, baixa expectativa de vida. No entanto, existem outros com PNBpc de menos de 1 mil dólares por ano, mas onde a expectativa de vida é superior a 65 anos. Esses países incluem Egito, Trinidad e China. As características comuns entre eles são estrutura integrada do sistema de saúde pública e bom atendimento perinatal. Por outro lado, há países com PNBpc de mais de 2 mil dólares e expectativa de vida de menos de sessenta anos. Nesses casos, o problema, ao que tudo indica, são os altos níveis de contaminação por HIV. Assim, em termos gerais, o nível de riqueza de um país afeta a qualidade da assistência médica e a expectativa de vida. No entanto, outros fatores desempenham um papel importante. Alguns dentre eles podem ser prontamente influenciados por fatores controláveis pelos governos – como a organização geral para que recursos, campanhas de saúde pública e assim por diante obtenham o maior aproveitamento possível. Em contrapartida, na outra extremidade do espectro, uma vez que o PNB atinja certo nível, os benefícios adicionais são mínimos, pois a expectativa de vida ficará limitada a um teto perto do final da faixa dos setenta anos. Se o avanço da tecnologia mudará essa situação no futuro, teremos que aguardar para ver.

Uma análise dos efeitos do PNB no tratamento contra o câncer revela outro efeito interessante. Conforme a riqueza aumenta, o risco de desenvolver câncer também aumenta. Isto é, em parte, um efeito do aumento da expectativa de vida – se você não morrer de fome nem morrer de infecção enquanto for jovem, você terá uma chance bem maior de viver até uma idade relativamente avançada e desenvolver câncer. Outros fatores também estão em jogo. Por exemplo, uma vez que o PNB ultrapasse a média de 5 mil dólares per capita, o índice de casos de câncer será de 250 a 400 casos por 100 mil pessoas ao ano (ver Figura 24). No entanto, há alguns países com PNB per capita nessa faixa, mas com índice de casos de câncer de menos de um terço desse número, todos no Oriente Médio. Isso foi atribuído à adesão geral dessas sociedades a estilos de vida mais tradicionais, menos ocidentalizados, apesar do aumento do PNB. Por outro lado, há um conjunto de países com índices de câncer semelhantes aos do Ocidente, mas com PNB inferior a 5 mil dólares per capita. Os Estados que integraram o antigo bloco soviético parecem, à primeira vista, ter os piores resultados – doenças do mundo ocidental desenvolvido em países com PNB do mundo em desenvolvimento. Uma investigação mais cuidadosa, no entanto, revela um quadro menos sombrio – o PNB é realmente baixo, mas os altos índices de câncer refletem uma expectativa de vida longa devido a sistemas de saúde bem organizados. As discussões recentes sobre os méritos relativos da "medicina social", e em particular sobre o National Health Service (NHS, ou Serviço Nacional de Saúde do Reino Unido) e o sistema dos Estados Unidos, destacam a necessidade de uma análise racional. Ainda que alguns resultados dos Estados Unidos e do Reino Unido sejam diferentes, a expectativa de vida global é semelhante em todos os países com sistemas de saúde bem desenvolvidos. Apesar do pronunciamento de uma candidata do Partido Republicano à presidência dos Estados Unidos em 2009 sobre os "comitês da morte" do sistema de saúde do país, a verdade é que a assistência

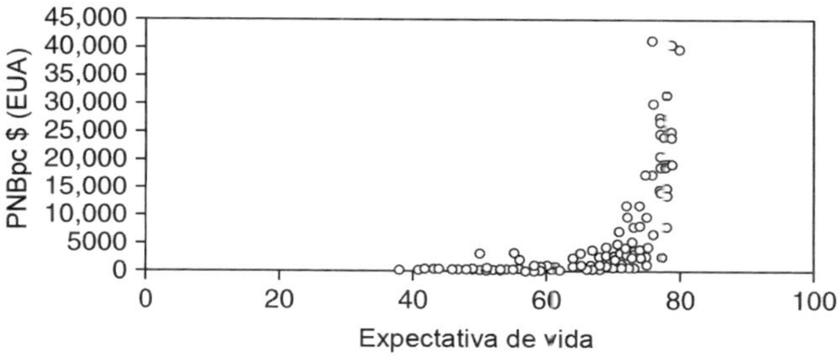

Menor que a esperada PNBpc $ >2000 Longevidade <60	**Maior que a esperada** PNBpc $<1000 Longevidade >65
Namíbia Botswana Gabão	Egito, Trinidad, Honduras, Nicarágua, Vietnã, Mongólia, Indonésia, China, Suriname, Quirguistão, Sri Lanka, Tajiquistão, Turquemenistão, Uzbequistão, Armênia, Geórgia, Azerbaijão, Albânia, Macedônia, Ilhas Salomão

23. Renda nacional per capita e expectativa de vida.

médica ocidental mantém a maioria dos cidadãos vivos até idade avançada.

Enquanto tudo isso é verdade ao nível de financiamentos estatais, o tratamento contra o câncer só é veiculado na imprensa quando o acesso a uma nova terapia é negado a alguém, em geral em manchetes do tipo "Burocrata não identificado nega medicamento que pode salvar a vida de paciente". Essa é a origem das alegações dos republicanos sobre os comitês da morte no sistema de saúde dos Estados Unidos (na verdade, os pacientes sem assistência médica desse país também terão o mesmo tratamento negado por um conjunto diferente de burocratas ou até mesmo pelo gerente do seu banco). Por que essas histórias ocorrem nos países mais ricos do mundo? Quais são as prováveis tendências futuras de financiamento e custos?

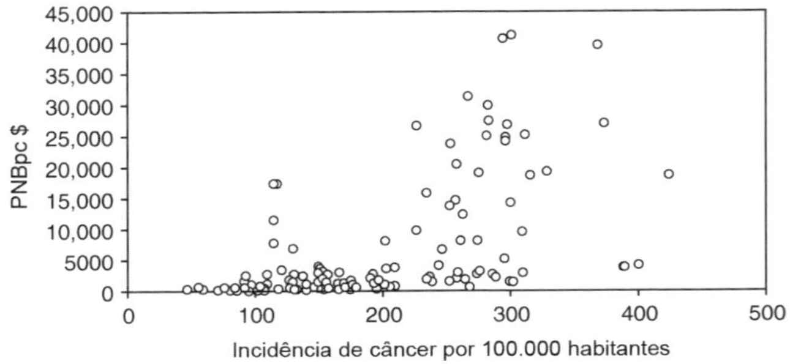

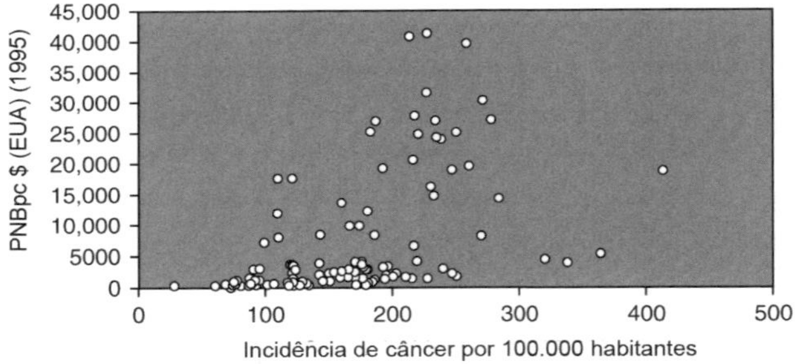

24. O PNB per capita e o risco de câncer, para homens (acima) e mulheres (abaixo).

Como ocorre com a maioria das mercadorias, a assistência médica tende a custar mais a cada ano por causa da inflação. É possível calcular o índice da inflação médica, e em geral ela acaba sendo superior ao índice econômico geral de inflação. Isso é importante pois, sem corte de custos, a assistência médica, ao longo do tempo, consumirá uma proporção maior do PNB para acompanhar as novas tecnologias. A economia dos Estados Unidos, cujo índice de inflação médica, em 2008, foi de 6,9%, quase o dobro do índice econômico geral do país, ilustra bem essa situação. Nas projeções atuais, isso mostra que o gasto com saúde dos Estados Unidos aumentará de 17% do PNB, em 2008, para 20% em 2017. Em virtude das mudanças na economia mundial desde a crise do sistema financeiro, é bastante improvável que isso possa ser sustentado. E os números são semelhantes em todas as grandes economias. Por que os custos estão crescendo dessa forma? Afinal, quando o NHS foi criado, Aneurin Bevin, um de seus principais fundadores, previa a queda nos custos ao longo do tempo conforme a saúde melhorasse. A razão são os custos de desenvolvimento de novos tratamentos. Um estudo clínico para a autorização de um tratamento contra o câncer custará, em média, cerca de 100 milhões de libras. Medicamentos recém-autorizados, portanto, precisam recuperar os enormes gastos de desenvolvimento e os custos de todos os medicamentos que falharam durante o processo e que, por isso, não poderão gerar receita. O tempo de patente restante quando um medicamento recebe autorização de comercialização costuma ser de dez anos ou menos, pois os fármacos precisam ser protegidos por patentes por um longo período até a conclusão do processo de autorização. A maior parte do custo de um novo medicamento reflete, assim, os custos incorridos antes da autorização – os gastos com a produção, mesmo que dispendiosos, costumam compor apenas uma pequena parte do preço por comprimido. Quando um medicamento deixa de ser protegido por patente, seu custo cai cerca de 90-95% devido à concorrência com os genéricos.

O preço cobrado por um novo medicamento, dessa forma, será destinado a cobrir os custos de desenvolvimento e a gerar lucros antes que a patente expire. Com a globalização, os preços tendem a ser semelhantes em todo o mundo, fazendo com que novos medicamentos sejam particularmente difíceis de adquirir nos países mais pobres. As políticas de preços das empresas farmacêuticas não são de domínio público, mas são, presumivelmente, definidas com o intuito de maximizar os lucros em todo o mundo. Em alguns países, como o Reino Unido, a Austrália e a Nova Zelândia, os preços costumam estar acima dos valores que o sistema de saúde está preparado para pagar. Isso talvez seja compensado pelo aumento da renda gerado por preços mais altos obtidos em sistemas de saúde menos restritivos. Por exemplo, na França, uma vez que um medicamento é autorizado, ele pode ser prescrito livremente pelo especialista, sem limitação direta de despesas. Isso tem influência sobre os índices de aceitação do medicamento e de gastos totais, como veremos mais adiante neste capítulo. No entanto, as tendências atuais da inflação médica e o aumento dos custos de desenvolvimento pressionarão os orçamentos de todos os países e tornarão o acesso aos tratamentos cada vez mais problemático. Argumentos semelhantes se aplicam a dispositivos médicos, como, por exemplo, as novas técnicas de cirurgia assistida por robô descritas em capítulos anteriores.

Um relatório recente do respeitado Instituto Karolinska, em Helsinque, examinou em detalhes a questão do financiamento de medicamentos contra o câncer. O relatório analisou as tendências em toda a União Europeia, comparou os padrões de gastos em diferentes países e apresentou uma síntese de algumas questões internacionais. Globalmente, o mercado de medicamentos contra o câncer foi avaliado em 34 bilhões de dólares em 2006, aumentando para 43 bilhões até 2008, com gastos anuais em pesquisa entre 6 a 8 bilhões pela indústria farmacêutica; 3,6 bilhões dólares pelo Instituto Nacional do Câncer dos Estados Unidos (NCI, National Cancer Institute); e 1,4 bilhão de euros na União Europeia. Cerca de metade de todos os medicamentos em testes ao redor do mundo são tratamentos contra o câncer. Dentro da União Europeia, as vendas de medicamentos contra o câncer por 100 mil habitantes aumentaram de menos de 500 mil euros, em 1996, para mais de 2,5 milhões de euros em 2007 –

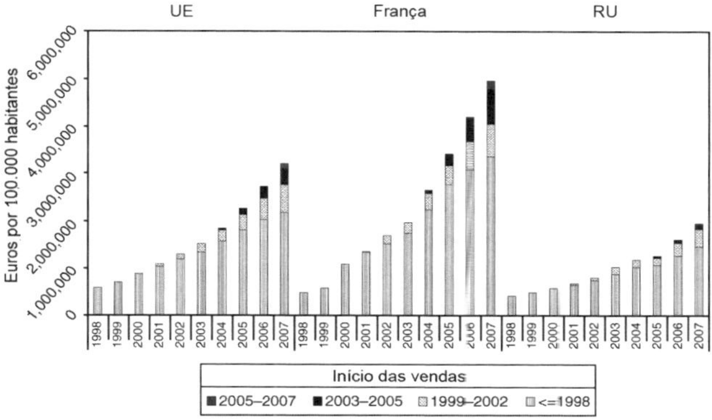

25. Vendas de medicamentos contra o câncer de 1996 a 2007 na União Europeia.

um aumento de seis vezes em dez anos. Além disso, esse aumento não foi impulsionado por medicamentos caros recém-lançados, embora estes exerçam uma pressão crescente sobre os orçamentos, mas sim pelo aumento do uso dos medicamentos existentes. Essas duas tendências são ilustradas na Figura 25, que mostra o aumento discriminado dos gastos com medicamentos conforme o ano em que a comercialização do fármaco foi autorizada. A figura também mostra o contraste entre os gastos da França, onde há pouco controle sobre a prescrição de tratamentos oncológicos, e do Reino Unido, onde a prescrição é regulada.

Por que motivo houve um aumento tão grande nas despesas com medicamentos mais antigos? A resposta está no modo como os medicamentos são autorizados e posteriormente utilizados. A Figura 18 no capítulo 3, que ilustra as etapas do tratamento contra o câncer, mostra que cerca de 40% dos pacientes eventualmente desenvolvem câncer avançado e que a maioria deles acabará morrendo da doença. Em geral, os novos medicamentos são testados primeiro nesse grupo de pacientes praticamente incuráveis, cujas opções são limitadas. No câncer de mama, por exemplo, apenas uma minoria das pacientes morre da doença; portanto, os gastos com medicamentos recém-autorizados para os estágios finais da doença serão relativamente limitados. No entanto, se um medicamento funciona bem nesse grupo, é comum que funcione melhor em pacientes em estágios anteriores, com formas da doença potencialmente mais curáveis e um risco elevado de reincidência após o tratamento inicial. Esse grupo representa cerca de metade dos pacientes que apresentam estágios avançados da doença. Estudos clínicos de medicamentos bem-sucedidos para a fase terminal são conduzidos com esses pacientes e, se os resultados forem positivos, o medicamento "migrará" para o grupo de pacientes ainda em estágios mais iniciais.

Esse processo é bem ilustrado pela história do Herceptin (trastuzumabe). O medicamento foi introduzido para prolongar a sobrevida ao câncer de mama avançado em 2002. Desde o início, o Herceptin atraiu enorme publicidade. A nova substância tornou-se conhecida entre as pacientes com câncer de mama, levando a um tumulto para ingressar nos estudos clínicos. A demanda era tão grande que foi realizado um sorteio entre as pacientes elegíveis para participação dos testes. Depois que o medicamento recebeu autorização de comercialização, o alto preço (cerca de 30 mil libras por ano) restringiu o acesso ao tratamento no Reino Unido, e foi dado início a um tipo diferente de sorteio para um grupo diferente de mulheres – o financiamento de tratamentos contra o câncer de acordo com o código postal no Reino Unido. A campanha extremamente crítica das mulheres derrubou com sucesso as restrições, mas também estabeleceu precedentes para outros grupos que buscam acesso a tratamentos caros, o que ainda atormenta as autoridades do Reino Unido.

Estudos clínicos posteriores em pacientes com estágios mais iniciais de câncer de mama mostraram, em 2006, que, quando administrado logo após a cirurgia a mulheres com doença de alto risco, o Herceptin reduz pela metade as chances de reincidência em comparação com os tratamentos anteriores. A autorização do Herceptin foi então estendida ao grupo de pacientes com câncer em estágios mais iniciais no mesmo ano. Infelizmente, ainda não é possível identificar as pacientes que sofrerão reincidência após cirurgia e radioterapia. Como a maioria das mulheres no grupo com a doença em estágios iniciais e de alto risco já havia sido curada por meio de tratamento padrão, o número de pacientes elegíveis para receber o medicamento aumentou enormemente (cerca de quatro vezes no Reino Unido) – todas as pacientes em risco devem ser tratadas, não apenas aquelas com risco de reincidência. Após a campanha feroz de críticas das mulheres diagnosticadas com a doença, o medicamento foi disponibilizado no NHS a todos os pacientes elegíveis.

Sendo assim, como os sistemas de saúde tomam decisões sobre novos tratamentos? Suponhamos que um novo tratamento custe 30 mil libras e aumente a sobrevida em seis meses, passando de doze para dezoito meses. Qual é o custo real do tratamento?

- £ 30 mil
- £ 30 mil menos o tratamento que ele substitui
- £ 30 mil menos o tratamento que ele substitui e a economia resultante de outros cuidados complementares de saúde

Não há resposta correta, depende de quem paga pelo quê. A resposta 1 é o custo para o paciente, caso o tratamento não seja reembolsado pelo sistema de saúde. Esse é o caso do Reino Unido, onde o NHS estabelece limites sobre a compra de medicamentos. Os tratamentos mais antigos serão cobertos, mas não os medicamentos novos. Isso é também um problema para os pacientes em sistemas baseados em planos de saúde, nos quais os medicamentos adicionais estão excluídos do pacote de reembolsos cobertos pelo plano. A resposta 2 é o preço do tratamento oferecido em hospitais especializados onde o orçamento hospitalar por paciente é fixo (como acontece em hospitais no NHS e alguns sistemas de assistência médica nos Estados Unidos). A resposta 3 é o preço para a organização que financia a totalidade da assistência ao paciente: pode ser o Estado através de estruturas como o NHS ou uma companhia de seguros. Isso levanta outra questão sobre o que exatamente está incluído nos custos associados. Por exemplo, os custos de cuidados para pacientes terminais provavelmente serão semelhantes sempre que um paciente morrer. No entanto, se o tempo de sobrevida é maior, como no exemplo, os custos podem cair em um ano financeiro diferente do ano dos gastos com os medicamentos – por quanto tempo os custos devem ser considerados despesas diferidas para que passem a contar como economia? Esse é o caso dos tratamentos que aumentam o índice de cura, para os quais tais custos podem ser adiados por muitos anos. Novamente, não há uma resposta simples a essas perguntas – diferentes sistemas de saúde tendem a resolver esses dilemas de maneiras diferentes. Vale a pena examinar as metodologias utilizadas por especialistas em saúde pública e companhias de seguro na tomada de decisão sobre a possibilidade de financiar um tratamento específico.

Um método bastante utilizado é o de estimar o custo por ano de vida extra gerado pelo novo tratamento. Também é aplicada uma correção para a qualidade de vida geral. O objetivo é produzir uma medida conhecida como anos de vida ajustados por qualidade de vida (QALY, do inglês *quality adjusted life year*). Por exemplo, um tratamento que prolonga a vida por um ano, mas com uma redução de 50% na qualidade de vida, seria custeado como QALY 0,5. O método parece excelente e permite que consumidores de serviços médicos comparem um tratamento com um medicamento que prolonga a vida por três meses a uma substituição de quadril, que melhora a qualidade de vida mas não afeta a expectativa de vida. No caso de tratamentos como cirurgias e radioterapia, os pacientes costumam curar-se, e, assim, o custo é distribuído ao longo dos anos de vida ganhos. Desse modo, embora cirurgias de grande porte sejam caras, têm um custo bastante baixo por QALY na maioria dos casos. Em contrapartida, os medicamentos novos que prolongam a sobrevida em poucos anos nos estágios finais da doença têm um custo muito elevado/QALY, e é aqui que os problemas começam, como será ilustrado a seguir.

Um problema imediato do ajuste de acordo com qualidade de vida é evidente: como podemos definir o quanto a qualidade de vida de uma pessoa é afetada? Por exemplo, o paciente A leva uma vida sedentária e gosta de assistir TV como lazer. Portanto, uma deficiência que o impeça de correr não lhe importará muito. O paciente B, no entanto, é um triatleta dedicado e acha a perda de mobilidade extremamente angustiante. Sem dúvida, ajustes de qualidade são subjetivos e dependerão das pessoas afetadas. Mas de alguma forma um valor médio precisa ser definido e adicionado à equação.

Um segundo problema é medir o tempo de sobrevida ganho. Isso pode parecer simples, mas muitas vezes os estudos clínicos para autorização de novos medicamentos serão focados no tempo necessário para que a doença piore (o chamado "tempo de progressão" – ver capítulo 4) mais do que na sobrevida. O tratamento de "resgate" subsequente pode, portanto, melhorar os resultados dos pacientes no grupo de controle inicial do estudo. Os *end-points* ou desfechos para esses estudos clínicos são definidos pelas autoridades regulatórias, tais como a Food and Drug Administration dos Estados Unidos (FDA, Agência de Administração de Alimentos e Medicamentos dos Estados Unidos) e a European Medicines Agency (EMA, Agência Europeia de Medicamentos), e determinam se é concedida uma autorização para que uma empresa comercialize os seus produtos. No entanto, só porque um medicamento pode ser comercializado não significa que um sistema de saúde irá comprá-lo.

Para ilustrar como esse processo funciona, recapitularei alguns estudos recentes realizados com um novo medicamento desenvolvido para o câncer renal avançado. No estudo, o quadro clínico dos pacientes que receberam placebo se deteriorou duas vezes mais rápido do que o dos pacientes que estavam recebendo o novo medicamento, chamado sorafenibe. O Comitê Independente de Monitoramento de Dados decidiu que o estudo deveria ser interrompido por razões éticas, e o novo medicamento foi oferecido a todos os pacientes tratados com placebo ainda vivos. Quando os tempos médios de sobrevida foram posteriormente analisados, os pacientes que tomaram o novo medicamento viveram por mais tempo do que aqueles que receberam placebo. No entanto, devido ao efeito de resgate da passagem do placebo para o fármaco ativo, a vantagem de sobrevida para o novo fármaco era muito menor do que seria esperado a partir do efeito sobre o tempo até a progressão. Assim, é impossível calcular o benefício de sobrevida do sorafenibe em pacientes com câncer renal avançado, pois o estudo não poderá ser repetido, por razões éticas, em um grupo sem tratamento. As estimativas para o custo por QALY para a doença são, portanto, duplamente problemáticas – o efeito sobre a qualidade de vida é subjetivo, e o ganho real de sobrevida é desconhecido. Essas incertezas paralisaram o processo de tomada de decisão para o câncer renal no Reino Unido de 2006 a 2009.

O uso de tomada de decisão com base na sobrevida com qualidade ajustada foi estreado pelo Instituto Nacional de Saúde e Excelência Clínica do Reino Unido, conhecido como NICE (National Institute for Health and Clinical Excellence). Esse instituto tem o objetivo de prestar assessoria ao serviço nacional de saúde a respeito dos tratamentos a serem adquiridos para os pacientes e a respeito dos tratamentos a evitar e não financiar por não apresentarem um bom custo-benefício. O NICE não considera tratamentos não autorizados nem experimentais. Outros países europeus adotaram metodologias semelhantes, mas nos Estados Unidos a abordagem de livre mercado ainda tem se esquivado dessa orientação. O NICE costuma levar meses, até mesmo anos, após a autorização inicial para dar um parecer sobre um medicamento. No Reino Unido, o financiamento do NHS é dividido entre "compradores" e "fornecedores". Atualmente, os compradores são os serviços primários de saúde (Primary Care Trusts, PCTs) e têm a tarefa de tomar as mesmas decisões (comprar ou não comprar um determinado tratamento) em nível local. Em 2011, momento de redação deste livro, o papel de comprador estava na iminência de ser transferido para os médicos de família ou clínicos gerais (general practioners, GPs), nas reformas do NHS. Os PCTs atuais executam esse papel com diferentes graus de competência e rigor, muitas vezes simplesmente fornecendo a opção mais barata até serem forçados a prestar um serviço mais caro por orientação posterior do NICE. Isso leva, por sua vez, ao infame sorteio por código postal no Reino Unido – como os PCTs têm base geográfica, o acesso a qualquer tipo de tratamento pelo NHS é determinado pelo endereço do paciente e pelo processo de tomada de decisão do PCT local. Em 2008, isso resultou em cerca de 15 mil libras por paciente para o tratamento do câncer em PCTs com investimentos mais altos em comparação com as cerca de 5 mil libras para os PCTs com investimentos mais modestos. Na minha própria clínica, pacientes com código postal de Birmingham (uma área de alto investimento) desfrutam de bom acesso, por exemplo, aos medicamentos mais recentes contra o câncer renal. Por outro lado, a maioria dos municípios vizinhos recebe poucos investimentos para medicamentos contra o câncer, e o acesso aos mesmos medicamentos é bastante restrito. Como os pacientes falam uns com os outros na sala de espera, pode-se imaginar o seu nível de frustração e raiva.

Realizamos uma auditoria dos tempos de sobrevida relacionados com o código postal dos nossos pacientes com câncer renal avançado. Pacientes das áreas de baixo investimento sobreviveram em torno de sete a oito meses, em média, em comparação com cerca de dois anos para os da área de Birmingham, de alto investimento – uma diferença real e importante. Além disso, os pacientes a quem foi negado o acesso a medicamentos caros foram hospitalizados três vezes mais em decorrência do aumento do número de complicações causadas pelo câncer não tratado. Essa situação persistiu por três anos, de 2006 (quando os novos medicamentos contra o câncer renal foram autorizados) até o início de 2009, quando o NICE finalmente recomendou que um desses medicamentos, o sunitinibe, fosse disponibilizado a todos os pacientes com câncer renal (embora o acesso a outros medicamentos recém-autorizados para o câncer renal continue extremamente restrito). É evidente que os PCTs que não custeiam esses medicamentos poderiam argumentar que investem o dinheiro em outra áreas para beneficiar mais outro grupo de pacientes. Não estou ciente, no entanto, de que haja alguma evidência significativa de que resultados ruins ocorram em outros grupos de pacientes de Birmingham em comparação com os seus vizinhos de outras localidades como resultado da falta de investimentos. O sistema atual do Reino Unido parece-me, portanto, complicado, desnecessariamente burocrático e, em muitos casos, mal informado. Aqueles que tomam decisões, supostamente em nome do público, não são responsabilizados pelas suas decisões – eles não são eleitos, por exemplo – e muitas vezes não precisam defendê-las publicamente. Por outro lado, em uma época de aumento de custos, envelhecimento da população e redução de orçamento, alguma forma de escolha deve ser feita, e organizações como o NICE provavelmente se tornarão mais comuns em todo o mundo no futuro.

Os novos acordos de aquisição de medicamentos do Reino Unido propõem que um grupo, os GPs, será comprador e fornecedor, e um segundo grupo, o setor de assistência hospitalar especializada, será apenas provedor. Isso significa que os GPs terão interesse financeiro em manter os pacientes fora dos hospitais, o que pode ou não pode ser positivo. Por outro lado, eles terão de justificar aos seus próprios pacientes, de uma forma que os PCTs atuais não precisam, por que decidiram recusar o financiamento para certos tratamentos, o que inevitavelmente ocorrerá. Ainda não se sabe se a possibilidade de redução dos custos de gestão se traduzirá, como o governo espera, em um melhor atendimento de primeira linha, já que não é claro, para mim, por que os GPs são as pessoas mais indicadas para decidir sobre escolhas de assistência especializada.

O processo complicado de tomada de decisão no Reino Unido também tende a atrasar a entrada de novos medicamentos contra o câncer e a reduzir a despesa global em comparação com outras economias europeias. Embora não seja publicado formalmente, estima-se que o NICE tenha uma meta de gasto de até 30 mil libras por anos de vida ajustados por qualidade de vida. Tratamentos mais caros têm financiamento negado. Outros países têm métodos menos formais, mas parecem aplicar, informalmente, níveis mais altos de corte. No presente, o Reino Unido gasta cerca de 60% dos níveis alcançados em países como França e Alemanha em medicamentos contra o câncer como resultado desse ponto de corte menor. Essa diferença parece estar centrada sobretudo no tratamento contra o câncer, já que tal disparidade não existe em outras especialidades, como doenças cardiovasculares ou psiquiátricas, duas outras áreas dispendiosas. Isso é ilustrado pelos padrões de gastos com o sunitinibe no câncer renal desde a autorização de comercialização em 2006, com o Reino Unido mostrando um aumento lento e tardio dos gastos com o medicamento em comparação com a média da União Europeia e da Itália, França, Alemanha e Espanha (Figura 26). Não pode ser mera coincidência que os resultados relativamente medíocres dos tratamentos contra o câncer observados no Reino Unido, em comparação com os nossos vizinhos europeus, ocorram em um país com pouco investimento em medicamentos contra a doença e grandes disparidades nos investimentos por paciente de acordo com o código postal.

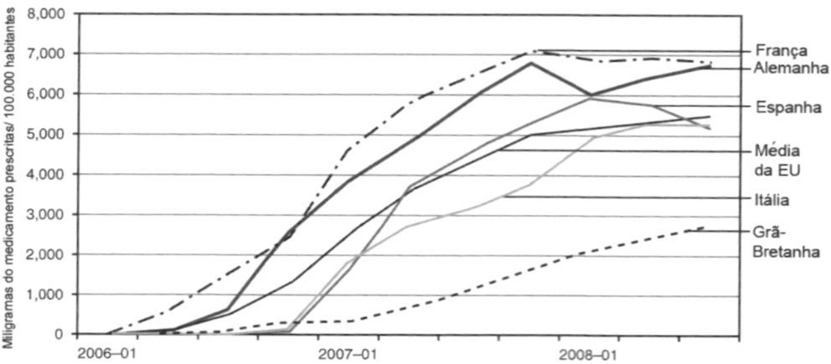

26. Uso do sunitinibe na União Europeia.

As tendências futuras dos investimentos também parecem desafiadoras. Existem atualmente 77 medicamentos autorizados para o tratamento de câncer no Reino Unido (deixando de lado medicamentos para tratamento complementar). Cerca de 25 deles foram autorizados entre 1995 e 2005. Cerca de cinquenta medicamentos buscaram aprovação no período entre 2007 a 2012. Evidentemente, nem todos esses medicamentos conseguem vencer os obstáculos finais. Além disso, muitos oferecem ganhos pequenos em relação a opções alternativas de tratamento. Mas alguns desses medicamentos, possivelmente muitos, oferecerão benefícios extras significativos. Haverá também a tendência atual de que medicamentos caros recém-lançados migrem para mercados mais amplos de estágios mais iniciais da doença, como ocorreu com o Herceptin no câncer de mama. Tudo isso, sem dúvida, coloca ainda mais pressão financeira na economia de todos os sistemas de saúde. Uma tendência interessante nas conferências internacionais das quais participo é a discussão desses pontos. Até pouco tempo, era um tema de interesse restrito ao Reino Unido, devido ao nosso pouco acesso a novos medicamentos. Cada vez mais, até mesmo palestrantes norte-americanos, antigamente com orçamentos de saúde quase sem limites, já começaram a discutir a acessibilidade de novos tratamentos. O pacote de Barack Obama de reformas na assistência médica colocou o problema na agenda política dominante nos Estados Unidos. Mas há tendências com o potencial de aliviar a pressão. Em primeiro lugar, os preços dos medicamentos mais antigos, quando saem da patente, despencam, chegando a até cair 95%. Em segundo lugar, se a melhora dos resultados dos tratamentos é grande o suficiente, pode haver economias compensatórias com outros custos de saúde, embora as despesas aconteçam agora e a economia mais tarde, podendo ser difíceis de detectar (e podem até mesmo acumular para outro profissional de saúde). Em terceiro lugar, melhores indicadores do comportamento da doença podem nos permitir direcionar tratamentos caros para pacientes com maior probabilidade de se beneficiar. Por exemplo, se soubéssemos que as pacientes de câncer de mama seriam curadas apenas por cirurgia (a maioria), poderíamos economizar cortando os custos do tratamento com quimioterapia adjuvante. As pesquisas sobre biomarcadores preditivos constituem as áreas de investigação mais populares sobre a doença, atualmente, por essa razão. As pesquisas sobre novas metodologias de testes clínicos também podem ajudar a reduzir o tempo de desenvolvimento e, assim, os custos dos medicamentos.

Conclusões

Não sabemos ainda como esses fatores se comportarão nos próximos anos, mas é provável que diferentes soluções surjam em todo o mundo. Na Europa, estamos percebendo que o princípio da cobertura universal à assistência médica de última geração está diminuindo cada vez mais. É provável que o cenário do Reino Unido, onde o NICE decide sobre a acessibilidade, torne-se mais difundido como um modelo para tomada de decisão, apesar dos problemas operacionais vividos pelo instituto. Isso, então, levanta a questão ligada ao financiamento com cobertura completa, uma batata quente política no Reino Unido. Planos de saúde particulares para complementar a assistência médica pública podem também se tornar regra, já que os custos são mais baixos do que o das políticas destinadas a substituir o auxílio do Estado. Nos Estados Unidos, o problema da cobertura parcial ainda existe. Mesmo para aqueles com plano de saúde, suspeito que vamos começar a ver algumas tentativas de limitar as despesas nos tratamentos de cânceres mais caros.

Fora das grandes economias ocidentais, é provável que vejamos a incidência de câncer subir conforme a expectativa de vida e o crescimento econômico aumentam. Como visto neste capítulo e no anterior, os tratamentos de maior custo-benefício contra o câncer são cirurgia e radioterapia, e também é provável que presenciemos um crescimento nesses serviços nas economias em desenvolvimento. O benefício adicional de tratamentos medicamentosos é relativamente pequeno; por isso, é provável que o acesso a eles fique restrito a medicamentos mais baratos e antigos, com os tratamentos mais caros circunscritos a uma minoria nesses países.

Capítulo 6

Abordagens alternativas e complementares ao tratamento contra o câncer

As pesquisas mostram que pelo menos metade dos pacientes com câncer submetem-se a tratamentos complementares ou alternativos além da medicina convencional (e suspeita-se de que boa parte do restante também, ainda que não o tenham revelado). Tais tratamentos são bastante variados e incluem terapias usadas por pacientes de minorias étnicas. Embora os termos "complementar" e "alternativo" sejam às vezes usados como sinônimos, é útil distinguir entre diferentes variedades do que pode ser encontrado fora da medicina tradicional. Portanto, farei referência a tratamentos complementares como terapias destinadas ao uso concomitante a tratamentos convencionais, como forma de suporte. Um exemplo seria a aromaterapia, que não impede que o paciente continue o tratamento convencional. Na verdade, a aromaterapia pode ajudar na adesão ao tratamento ou reduzir a necessidade de medicamentos adicionais, como laxantes ou analgésicos. Tal como as terapias paramedicinais, incluindo a aromaterapia, há tratamentos como a acupuntura e a homeopatia que podem estar disponíveis tanto por meio de assistência médica convencional quanto de outros "terapeutas". Os tratamentos alternativos, entretanto, visam a substituir o tratamento convencional, o que a medicina convencional consideraria como de eficácia não comprovada na melhor das hipóteses e como perigoso na pior das hipóteses. Na prática, é impossível separar tratamentos em uma categoria ou em outra, pois ao passo que um paciente pode usar um remédio alternativo em *associação* com medicamentos convencionais, outro paciente pode utilizar esse mesmo remédio como *substituição* ao medicamento convencional – a distinção é tanto de intenção quanto de conteúdo.

Existem vários tratamentos alternativos e complementares diferentes, incluindo homeopatia, acupuntura, dietas, fitoterapia, aromaterapia, bem como técnicas de terapia com cristais, visualização e terapias usadas por minorias étnicas. Uma análise completa de cada um desses tratamentos está além do escopo deste livro; assim, selecionarei alguns exemplos para fazer algumas considerações gerais sobre como os tratamentos complementares e alternativos interagem com o tratamento contra o câncer. Antes disso, vale a pena ter uma ideia da dimensão do uso de tais tratamentos.

Embora possa variar em alguns países, o uso de terapias alternativas nos Estados Unidos talvez represente o uso típico dessas terapias no mundo desenvolvido. Tendo em vista que é fácil quantificar os gastos nos Estados Unidos, apresentarei os números recentes produzidos pelo American National Institutes of Health (Institutos Nacionais da Saúde dos Estados Unidos). O total mostra que 88 milhões de norte-americanos gastaram 33,9 bilhões de dólares em medicamentos complementares ou alternativos em 2007. Esse valor corresponde a mais de 10% de todas as despesas com saúde pagas pelos próprios usuários nos Estados Unidos. Além disso, outros 23 bilhões de dólares foram gastos com suplementos vitamínicos e minerais. Considerando-se as despesas médicas altíssimas dos cidadãos norte-americanos, é surpreendente que gastem essa quantia adicional. Com a taxa de câmbio de 2007, esse valor teria garantido assistência médica completa para a população do Reino Unido por cerca de seis meses. Esses números se referem à despesa total, não ao dinheiro gasto especificamente por pacientes com câncer.

No entanto, eles mostram o quanto esses tratamentos são utilizados.

Todos os países industrializados têm gastos semelhantes. Por que cidadãos das sociedades mais educadas do mundo, em geral com assistência médica garantida que, como vimos, mantém a maioria deles viva até idade avançada, desembolsam quantias enormes de dinheiro em terapias adicionais, em boa parte não comprovadas? Sem dúvida, nas sociedades menos ricas, a maior parte da população tem condições de pagar somente pelos tratamentos tradicionais. Portanto, diferentes forças podem estar em jogo. Antes de abordar essa questão, vale a pena detalhar as terapias em que o dinheiro é gasto. Continuarei a me referir aos números dos Estados Unidos, e sem dúvida os dados de outros lugares podem variar, mas com esse exemplo acredito que poderemos ter uma boa noção do tipo de terapias que as pessoas procuram. Se entendermos isso, talvez possamos explicar o paradoxo acima.

A categoria principal no relatório dos Estados Unidos é descrita como "produtos naturais não vitamínicos e não minerais". São remédios fitoterápicos de vários tipos – como dito anteriormente, isso exclui o gasto de cerca de 23 bilhões de dólares em suplementos vitamínicos e minerais como, por exemplo, o selênio. Mais 4,1 bilhões de dólares são gastos em técnicas centradas no bem-estar mental, com ou sem exercício – ioga, por exemplo. Sem dúvida, é discutível se tais técnicas pertencem de fato a essa categoria, já que a motivação do indivíduo é óbvia: são atividades que fazem com que se sinta bem. Como isso por si só é um benefício, não creio que seja necessária uma discussão mais aprofundada. O mesmo se aplica aos 200 milhões de dólares gastos em técnicas de relaxamento.

O restante, em sua maioria, é classificado na categoria de honorários profissionais (US$ 11,9 bilhões) ou de homeopatia (cerca de US$ 2,9 bilhões; não está claro se

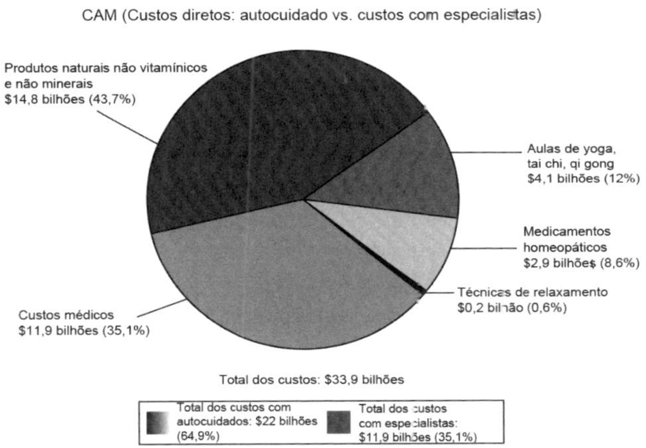

27. Despesas com medicamentos complementares e alternativos nos Estados Unidos em 2007.

isso inclui as despesas com "medicamentos" ou refere-se ao custo total, incluindo os honorários). Seja como for, é uma soma espantosa para uma sociedade litigiosa como a dos Estados Unidos. Para um profissional de medicina convencional, o caminho para a obtenção de uma licença é longo e intensamente fiscalizado. Qualquer medicamento autorizado terá passado por processos de aprovação rigorosos para demonstrar sua eficácia, segurança e adequação ao objetivo. Assim, tanto o profissional quanto os produtos utilizados passam por fiscalização intensa. O não cumprimento dessas regras implica penalidades severas tanto para os profissionais quanto para os fornecedores de medicamentos e dispositivos. Qualquer falha em atingir o padrão esperado resultará em penalidades legais e financeiras. Na medicina convencional, uma empresa farmacêutica não pode vender legalmente um tratamento para, por exemplo, asma, sem evidências de que ele funciona na maior parte do tempo.

Para os tratamentos alternativos e complementares, tais testes não são aplicados na maioria dos países. O regulamento é inexistente ou específico para cada "especialidade". Por exemplo, nenhum estudo de eficácia é aplicado a medicamentos homeopáticos. É um mistério que os profissionais dessas especialidades não estejam sujeitos a essas regras básicas. Mesmo que diferentes regras sejam aplicadas, cobrar por um bem ou serviço com base em suas propriedades estará sujeito a penalidades legais se o item não cumprir a função anunciada.

A verdade é que os provedores desses tratamentos parecem acreditar que eles funcionam, e os pacientes também. Terapias alternativas e complementares estão, portanto, mais no terreno da religião do que da ciência, e é muito complicado explicar sua aparente imunidade à lei, como a própria religião, que goza do mesmo grau de privilégio legal na maioria dos países. Além disso, existe um fenômeno observado em testes clínicos chamado "efeito placebo". Os participantes de estudos clínicos cegos em que alguns tomam comprimidos de placebo costumam apresentar os efeitos benéficos (e às vezes até alguns efeitos colaterais leves) esperados do fármaco ativo. Esse efeito pode ser considerável e é, em muitos aspectos, bastante desejável – não há risco de eventos adversos graves relacionados ao medicamento. O corpo está se curando sozinho. Portanto, se o "profissional" alternativo e o paciente unem-se em uma crença de que o tratamento funciona, na maioria das vezes ele funcionará. Isso significa que é uma prática honesta? Na minha opinião, não. Acredito que esses tratamentos devam sujeitar-se aos mesmos estudos clínicos de eficácia como qualquer outro produto, médico ou não.

Além disso, não significa que mal algum seja causado pela ineficácia do produto – depende de como ele altera o tratamento do paciente. Então, se a homeopatia é usada para tratar uma doença autolimitada secundária, como uma lesão de tecidos moles, é provável que nenhum dano de longo prazo seja causado. Se for utilizada em lugar de um tratamento-padrão para câncer, AIDS ou tuberculose (como alguns dos seus proponentes advogam), então é claro que a deterioração do quadro clínico do paciente pode ocorrer enquanto estiver renunciando a um tratamento mais eficaz.

Como já foi discutido, o melhor padrão para avaliar qualquer medicamento, convencional ou não, é a realização de um estudo clínico controlado. Esses são amplamente utilizados para avaliar tratamentos convencionais, mas também são aplicados para testar tratamentos complementares ou alternativos, tais como medicamentos homeopáticos e técnicas como a acupuntura (em que o grupo de controle é submetido a uma falsa acupuntura – insere-se uma agulha, mas no lugar "errado").

A base da homeopatia é "semelhante cura semelhante". Os profissionais pegam compostos que induzem um sintoma, por exemplo, náuseas, e diluem os compostos ativos sequencialmente até o ponto em que nem uma única molécula da substância original permaneça. Os proponentes alegam que a "potencialização" envolvida em fazer um remédio homeopático, de alguma forma, "imprime" nas moléculas de água propriedades que terão efeitos medicinais. Os efeitos são em geral tidos como o inverso do sintoma induzido pelo agente que o fármaco homeopático iniciou – portanto, o medicamento, a partir do exemplo acima, seria utilizado para o tratamento de náuseas. Pois para que um tratamento como esse seja eficaz, seria preciso reformular grande parte do conhecimento de física, química e biologia de tecidos, todos inexistentes no momento. Mesmo se admitirmos que o nosso conhecimento acerca dessas disciplinas seja imperfeito, não é razoável esperar que haja evidências de eficácia nos estudos clínicos. Se houvesse evidências convincentes da eficácia nos estudos, claramente a ortodoxia científica subjacente precisaria ser reexaminada para acomodar as novas provas. Precisamos, portanto, examinar as provas de estudos clínicos para a homeopatia.

Vários estudos controlados foram realizados. Em 2005, a respeitada revista médica *The Lancet* publicou um artigo analisando os resultados de 110 estudos clínicos de homeopatia que incluíam um placebo. Esses estudos foram comparados com 110 estudos clínicos semelhantes de medicina convencional (referido na literatura homeopática como alopatia, que significa "que não é doença"). O artigo da *The Lancet* concluiu que não há evidências de um efeito coerente da homeopatia que não possa ser explicado pelo efeito placebo. Em contrapartida, os estudos convencionais mostraram os efeitos de medicamentos convencionais em relação a placebos em condições semelhantes. A homeopatia, portanto, parece encaixar-se com perfeição na categoria "alternativa", exatamente como seus praticantes a promovem, uma alternativa à medicina convencional. Sem qualquer benefício concreto, essa é uma posição irresponsável, sobretudo quando a homeopatia é promovida para o tratamento de todas as doenças, incluindo enfermidades potencialmente letais como asma, tuberculose e AIDS. Essa visão é apoiada por entidades como a Organização Mundial da Saúde (OMS), que há pouco tempo publicou uma notificação informando que o uso de homeopatia para tratar doenças como a tuberculose e a malária é perigoso e que vidas estavam sendo perdidas como resultado. Assim, em todos os níveis, quando a "ciência" da homeopatia é examinada, ela apresenta problemas evidentes em relação aos padrões da ciência convencional – não há qualquer princípio físico coerente para o seu modo de ação, nem evidências convincentes de sua eficácia em estudos clínicos. Apesar da ausência de evidências, a homeopatia está disponível no NHS no Reino Unido, e até mesmo o príncipe de Gales acredita em sua eficácia.

Mas por que tantos pacientes usam esses tratamentos? As pessoas em geral têm uma compreensão superficial da ciência e tendem a tomar as afirmações de cientistas e profissionais alternativos como opções igualmente válidas. Essa visão é restrita à biologia – ninguém quer usar abordagens "alternativas", por exemplo, na engenharia ou para pilotar um avião; nessas áreas eles confiam nas leis da aerodinâmica e em pilotos treinados. Acredito que em muitos casos, se não em todos, as pessoas estão desesperadas e querem aumentar suas chances de cura por meio das duas abordagens. Pacientes que estão sem opções de cura convencional costumam procurar essas terapias, e é evidente que são vulneráveis à exploração. Variedades extremas desses tratamentos com frequência exigem que o paciente viaje para países onde a regulamentação de tais terapias é menos rigorosa do que, por exemplo, nos Estados Unidos ou na União Europeia.

Os pacientes também costumam adotar práticas alimentares estranhas. É comum que a justificativa subjacente, se houver alguma, misture causa e efeito. A lógica sob essas dietas em geral funciona assim: o risco de desenvolver câncer pode ser aumentado pela falta de X na dieta (possível), portanto, ingerir X irá restaurar o equilíbrio e tratar o câncer. Isso leva os pacientes a ingerir, por exemplo, suplementos vitamínicos ou minerais. Como proposta, ao menos isso é testável – podemos fazer um estudo do suplemento em questão e determinar se ele exerce algum impacto sobre os resultados percebidos pelos pacientes. Outro tema comum em dietas de combate ao câncer é escolher um determinado componente da dieta, tal como gorduras animais, sob a lógica de que alguns cânceres comuns foram associados a um excesso de gordura animal na dieta. Assim, interromper a ingestão tratará o câncer (improvável). Substituir a palavra "fumo" pela palavra "gordura animal" no caso do câncer de pulmão ilustra a futilidade disso: se tudo o que você precisasse fazer para tratar o câncer de pulmão fosse parar de fumar, pouquíssimos morreriam por causa dele. Infelizmente, parar de fumar tem pouco impacto sobre o resultado sombrio e previsível da maioria dos casos de câncer de pulmão. Da mesma forma, não há evidências de que dietas de "eliminação" influenciem os índices de sobrevida ao câncer. Outro exemplo comum que ouvi dos meus pacientes é a afirmação de que o açúcar é ruim, como se ele "alimentasse" o câncer. Uma vez que todos os carboidratos complexos são digeridos até se transformarem em açúcares no intestino antes de serem absorvidos, é bastante improvável que eliminar a ingestão de açúcar seja uma boa estratégia, em especial porque órgãos como o fígado e o pâncreas regulam com firmeza os níveis de açúcar no sangue.

Apesar da lógica imprecisa e da falta de provas, os pacientes costumam adotar novas dietas em resposta a um diagnóstico de câncer, chegando a abandonar a ingestão de alimentos apreciados por décadas para adotar uma dieta com supostas propriedades de "desintoxicação" ou "cura" ou tomando suplementos para "potencializar" os mecanismos de defesa do organismo. Em casos extremos, profissionais e pacientes promovem essas abordagens com um fervor quase religioso. De fato, a adesão a essas doutrinas assemelha-se à prática religiosa, em que a recompensa potencial advinda da negação e do autossacrifício é o aumento do bem-estar. Como práticas religiosas, não é necessário que haja evidência direta da eficácia – a crença de que a terapia funciona é suficiente. Além disso, o insucesso da técnica pode ser interpretado como uma indicação de diligência insuficiente na aplicação do regime de tratamento, em vez de uma indicação de falta de eficácia.

Em 1990, uma equipe formada por dois oncologistas e um psiquiatra visitou o Gerson Centre em Tijuana, no México. O plano de tratamento do Gerson Centre é baseado na mistura estranha entre uma dieta "desintoxicante" (vegana, com frutas esmagadas e sucos de vegetais, sem adição de sal) e enemas esquisitos de café fresco. O dr. Max Gerson desenvolveu a dieta para o tratamento de várias doenças, incluindo diabetes (ele tratou Albert Schweitzer) e tuberculose. Ironicamente, Gerson acabou sendo deportado dos Estados Unidos por advogar a favor da dieta como tratamento para o diabetes, naquela época tratado com uma dieta com alto teor de gorduras e com baixo índice de carboidratos. Posteriormente, descobriu-se que a dieta com alto teor de fibras e baixo teor de gordura de Gerson era na verdade um bom tratamento para o diabetes, o que só foi compreendido anos depois. Isso demonstra a necessidade de uma avaliação científica dos tratamentos – quando isso foi feito, comprovou-se o valor das dietas com baixo teor de gordura e alto teor de carboidratos para o diabetes. Entretanto, após ser expulso dos Estados Unidos, Gerson continuou a defender o tratamento para uma variedade de outras doenças, incluindo câncer, doenças cardíacas e artrite. O Instituto Nacional do Câncer dos Estados Unidos (National Cancer Institute, NCI) realizou investigações, em 1947 e 1959, para avaliar se o regime de tratamento de Gerson teve efeitos sobre o prognóstico de pacientes com câncer, concluindo, nos dois estudos, que não havia nenhuma evidência convincente de que o tratamento tivesse efeito. Nossa própria revisão dos casos selecionados pelo Gerson Centre, em 1990, chegou à mesma conclusão, a qual publicamos na revista *The Lancet.* Os pacientes do centro sem dúvida acreditavam que estavam se beneficiando e, em certo sentido, pelas razões descritas acima, estavam mesmo recebendo benefícios psicológicos por sentirem-se mais no controle de seus destinos. Mas há um preço a pagar: os pacientes que investem energia e fé em tais tratamentos inevitavelmente sentem que fracassaram quando a doença piora. Isso é doloroso em si, mas pode levá-los a aderir de forma ainda mais radical a um regime de tratamento na crença equivocada de que, se puderem segui-lo com perfeição, seu quadro clínico melhorará.

Há outro problema com algumas abordagens dietéticas como a terapia de Gerson. Enquanto alguns aspectos da dieta (pelo menos sem os enemas de café) podem ser considerados saudáveis, ela pode ser inadequada para alguns pacientes com câncer. Por exemplo, pacientes com câncer de pâncreas tendem a perder peso com rapidez. Seguir uma dieta que tende a provocar perda de peso em indivíduos saudáveis é, portanto, altamente prejudicial quando a perda de peso é parte do problema a ser enfrentado. Além disso, como foi dito, vários pacientes tendem a "misturar e combinar" o convencional com o alternativo. Tratamentos como a quimioterapia podem levar a problemas digestivos e à perda de peso. É evidente que uma dieta com alto teor de fibras e com relativamente poucas calorias pode não ser ideal em tais circunstâncias. O profissional alternativo, claro, argumentaria que o problema aqui é a parte convencional do tratamento, e não a parte alternativa. Essa seria uma linha aceitável de raciocínio se esses tratamentos fossem submetidos a análises adequadas com eficácia comprovada. Para a terapia de Gerson, apesar de seus noventa anos de uso e da publicação de vários relatos de caso e revisões acadêmicas, ainda não há um único estudo clínico publicado. Assim como ocorre com os medicamentos, é de responsabilidade dos proponentes de tais tratamentos organizar estudos clínicos, da mesma forma que as empresas farmacêuticas precisam comprovar a eficácia de seus produtos para comercializá-los. Pode muito bem haver pacientes que se beneficiam de tratamentos com dietas "alternativas", mas, no momento, não há evidências.

Em ligação estreita com as mudanças na dieta estão os suplementos nutricionais com base em vitaminas e minerais ou compostos fitoterápicos (algumas vezes chamados "nutracêuticos"). Esses tratamentos são potencialmente mais passíveis de avaliação clínica convencional do que a mudança completa de estilo de vida defendida por grupos como os terapeutas gersistas. A versão mais simples da suplementação alimentar é realizada com vitaminas e minerais. As vitaminas (um derivado da palavra composta "aminas vitais") são compostos químicos presentes em pequenas quantidades nos alimentos e essenciais para o corpo manter as funções vitais. Um bom exemplo é a vitamina C, derivada de várias frutas, em especial as cítricas. A falta de vitamina C leva ao terror dos marinheiros do passado, o escorbuto, uma doença em que a cicatrização é comprometida, os tecidos tornam-se frágeis, sofrendo equimoses e hemorragias, as gengivas sangram e os dentes caem – o chamado "tecido conjuntivo" do corpo não consegue unir partes de forma adequada. Portanto, a vitamina C é essencial para a vida. Mas, se tivermos quantidades suficientes, há alguma vantagem em ingerir mais? O ganhador do prêmio Nobel Linus Pauling convenceu-se de que ingerir "megadoses" da vitamina seria benéfico e defendeu com vigor a prática para várias doenças, desde um resfriado comum até o câncer (ressaltemos que ele recebeu o Nobel de Física, não o de Medicina). Temos aqui uma hipótese testável – a vitamina C pode ser colocada em comprimidos e avaliada como qualquer outro medicamento. Isso foi feito em diversos cenários, e a resposta foi estrondosamente negativa – a suplementação dietética de vitamina C acima dos níveis normais não ajuda a combater o câncer (nem qualquer outra doença). No entanto, provas de falta de eficácia não impedem que os profissionais alternativos continuem a promover o uso do agente, o que pode ser confirmado por meio de uma breve pesquisa on-line.

Mesmo estudos clínicos com as substâncias mais simples – minerais – acabam sendo muito difíceis. Por exemplo, o selênio presente nos vegetais é um componente essencial dos tecidos e está envolvido na manutenção da integridade das membranas epiteliais – células que revestem vários tubos e glândulas do corpo. São essas células que dão origem aos cânceres comuns, logo, a falta de selênio seria um potencial candidato à suplementação dietética. Alguns estudos demonstraram que populações com baixos níveis de selênio apresentaram um risco maior de câncer. Isso motivou estudos clínicos sobre a suplementação de selênio em pacientes com câncer, e um estudo famoso sobre câncer de pele mostrou que os pacientes que receberam suplementação de selênio apresentaram um risco menor de desenvolver um segundo tipo de câncer – de próstata. O problema é que o estudo clínico não era sobre isso. No entanto, foi suficiente para desencadear o consumo em massa de selênio por homens preocupados com a saúde de suas próstatas. Para confirmar o efeito, um estudo clínico de larga escala chamado SELECT foi criado nos Estados Unidos, centrado em dois suplementos – selênio e vitamina E. Após o recrutamento de 30 mil homens e do alocamento de cada um deles em grupos que receberam um dos suplementos, os dois suplementos ou nenhum dos suplementos para o estudo cego, a pesquisa foi interrompida pelo Comitê Independente de Monitoramento de Dados. Até a interrupção, os homens haviam sido acompanhados por uma média de cinco anos. O comitê descobriu que não só não houve indicação alguma de qualquer benefício de nenhum dos agentes, mas, ainda pior, houve a possibilidade de leve aumento no risco de câncer de próstata com a suplementação de selênio e, inesperadamente, a possibilidade de aumento do risco de diabete com a suplementação de vitamina E.

No entanto, isso não esgota o assunto. Na América do Norte, os níveis de selênio na dieta são relativamente altos; logo, o acréscimo de selênio pode não ser tão útil como seria na Europa, onde os níveis de selênio na dieta são mais baixos (a diferença está nos níveis de selênio no solo em que os vegetais são cultivados). Além disso, o selênio pode ser fornecido como uma fórmula química pura ou como um "complexo" ligado aos compostos orgânicos mais próximos da fórmula obtida dos alimentos. Assim, só o que sabemos com certeza é que a fórmula do comprimido usado no estudo SELECT não previne o câncer de próstata em homens norte-americanos.

Outros estudos ainda estão sendo conduzidos com os dois agentes – por exemplo, o nosso grupo está estudando o selênio e a vitamina E em homens e mulheres com câncer de bexiga (também ligado à falta de ambos na dieta) em estágio inicial para ver se os suplementos podem prevenir a reincidência do câncer.

Na minha opinião, na maioria dos casos no mundo desenvolvido os níveis de grande parte das vitaminas e minerais são fornecidos de modo adequado por quase todas as dietas, sobretudo tendo em conta a crescente tendência para o consumo excessivo de calorias. Diante disso, os efeitos dos suplementos provavelmente serão mínimos, já que a maioria das dietas já contêm mais do que o necessário. Isso explica por que é tão difícil obter uma comprovação definitiva por meio de estudos clínicos. Tal como acontece com muitas coisas na vida, o que começa parecendo bastante simples se torna mais complexo conforme você olha mais de perto. Essa incerteza sem dúvida alimenta o mercado de suplementos – o que poderia ser mais seguro do que tomar vitaminas e minerais "naturais"? Se os homens de jaleco branco (embora a maioria dos médicos já nem os use mais) não têm certeza, por que não os tomar só para garantir?

E o que dizer sobre os fitoterápicos? Eles são atraentes no sentido de serem mais "naturais" do que os produtos farmacêuticos produzidos quimicamente. Essa lógica é, no entanto, equivocada – não há nada inerentemente "bom" no mundo natural. Bastar assistir a qualquer programa de televisão sobre a vida selvagem para confirmar isso. A palavra não tem sentido nesse contexto – e contexto é tudo. Por exemplo, o botulismo é uma infecção intestinal bastante desagradável, algumas vezes letal, mas a toxina botulínica é usada para fazer as pessoas parecerem mais "bonitas" e é relativamente segura como um produto medicinal. O medicamento é, portanto, muito mais seguro do que a sua fonte "natural". Se um fitoterápico funciona, é porque é um fármaco (ou, mais precisamente, um composto de vários fármacos com ação e efeitos colaterais distintos).

Também não há nada mágico em ser antigo (como se o tempo de uso, de alguma forma, conferisse uma aura especial). Bons exemplos de remédios naturais usados há muito tempo incluem a hamamélia (que contém ácido salicílico, mais conhecido como aspirina, em abundância), a papoula de ópio (fonte de morfina e diamorfina) e as dedaleiras. As dedaleiras são um bom exemplo de uma fonte antiga de fármacos. A infusão conhecida como "chá de Shropshire" feita com folhas de dedaleira foi usada durante séculos para tratar a doença conhecida como "hidropisia" – acúmulo de líquido nos membros inferiores, acompanhada de falta de ar, um quadro agora conhecido como insuficiência cardíaca. Então, a ciência do século XX isolou os princípios ativos – uma família de substâncias químicas alcaloides de plantas *digitalis*, dentre as quais a mais utilizada é a digoxina. Esses medicamentos constituem ainda um componente importante do tratamento da insuficiência cardíaca. Até onde sei, ninguém continua usando o chá de Shropshire no lugar da digoxina.

E os fitoterápicos para tratamentos contra o câncer? Pois bem, em primeiro lugar, vários fármacos usados na quimioterapia contra o câncer são extratos de ervas – a vincristina, utilizada para tratar leucemias e cânceres linfáticos, é derivada da planta pervinca. Os taxanos, utilizados para muitos cânceres, incluindo câncer de mama, de próstata e de pulmão, são derivados da casca da árvore e das folhas do teixo, e assim por diante. Logo, o estudo das propriedades das plantas sempre foi uma fonte abundante de fármacos, alguns bastante potentes. Mas a fonte natural desses fármacos não constitui um bom fitoterápico – por exemplo, comer folhas de teixo não só é difícil (elas são muito resistentes) como é potencialmente fatal. A janela entre o que constitui um tratamento útil e a letalidade é pequena.

Há exemplos de fitoterápicos testados em estudos. Estou interessado em particular no estudo sobre o composto inicialmente chamado PC-SPES (de Câncer de Próstata-spes, "esperança" em latim). Ele teria sido produzido a partir de um "antigo" fitoterápico chinês e comercializado para "a saúde da próstata". Cerca de vinte anos atrás, percebeu-se que os participantes de estudos clínicos sobre o câncer de próstata que estavam tomando PC-SPES apresentaram benefícios com o fitoterápico. Apesar do nome, ele nunca havia sido testado pelos seus criadores como um tratamento contra o câncer, mas foi autorizado como suplemento alimentar. Uma investigação laboratorial posterior confirmou que o PC-SPES se comportou como um estrogênio – tecnicamente, um fitoestrogênio (pois "fito" significa "planta"). Os estrogênios são amplamente utilizados no tratamento do câncer de próstata, portanto, é plausível que a ação do PC-SPES tenha efeito no combate ao câncer de próstata. Um estudo detalhado de pacientes tomando o composto demonstrou uma ação sobre os níveis de hormônio masculino e o marcador PSA (*prostate-specific antigen*, ou antígeno prostático-específico) para o câncer de próstata consistentes com uma base hormonal para esse efeito. As análises clínicas e químicas foram publicadas no *The New England Journal of Medicine*, talvez a revista médica mais respeitada do mundo.

A publicação dos resultados exigiu a criação de um estudo comparando o PC-SPES com um estrogênio real chamado dietilestilbestrol em pacientes com câncer de próstata avançado. O teste começou, mas foi interrompido logo no início devido a níveis mínimos de contaminação do PC-SPES com dietilestilbestrol. O Botanic Laboratories, que produzia os medicamentos, foi interditado pelas autoridades regulatórias dos Estados Unidos, acabando com qualquer possibilidade de conclusão do estudo. Há aspectos intrigantes nessa história. O PC-SPES foi produzido por anos sem qualquer inspeção desfavorável, e uma análise do artigo original do *New England Journal* não encontrou contaminação com o dietilestilbestrol. Além disso, o estudo clínico, até o ponto em que foi conduzido, sugeriu que o PC-SPES foi superior ao dietilestilbestrol, um resultado incompatível com a hipótese de que os efeitos clínicos foram causados pela contaminação com dietilestilbestrol, como alguns comentaristas sugeriram.

O problema de agentes como o PC-SPES é que eles recebem autorização de comercialização como alimentos e, portanto, não estão sujeitos às mesmas avaliações pelas quais um medicamento passa. Além disso, a preparação é um composto de extratos de ervas, levantando a questão sobre quantos componentes do composto são realmente necessários para produzir os efeitos clínicos indubitáveis observados (que incluíram alguns dos efeitos adversos conhecidos dos estrogênios, como trombose venosa profunda). O exemplo do chá de Shropshire e da digoxina ilustra uma rota potencial de desenvolvimento. Desvendar isso sem dúvida levaria anos e gastaria muito dinheiro dos investimentos de saúde, possivelmente sem uma proteção de patente que permitisse à empresa financiar os custos. Portanto, talvez nunca saibamos quais são os princípios ativos do PC-SPES. Além disso, embora o agente parecesse ter valor clínico, não está mais disponível, apesar de vários agentes similares (chamados por vários nomes, incluindo, em uma referência direta ao PC-SPES, o PC-HOPE) terem aparecido no mercado e serem amplamente utilizados pelos pacientes. Se esses clones do PC-SPES são iguais ao original, nunca saberemos. Com os pacientes tomando esses em grande parte sem supervisão, não há um corpo de literatura consistente sobre dosagem, efeitos adversos e assim por diante. Ademais, por serem compostos de ervas, mesmo que os componentes tenham o mesmo peso não há garantia alguma de que os componentes ativos serão os mesmos em lotes consecutivos – qualquer pessoa que tenha um jardim percebe a variação, de ano para ano, nas plantas que crescem no mesmo pedaço de terra. É difícil projetar uma estratégia futura, dada a natureza dos fitoterápicos e o contexto atual de autorização de comercialização.

As empresas dificilmente realizarão estudos clínicos de seus fitoterápicos no futuro, considerando-se o que aconteceu com o Botanic Labs devido ao PC-SPES. Da mesma forma, os custos de transformar um composto de ervas em um medicamento comum e provavelmente sem proteção de patente parecem proibitivos. Não resta dúvida de que a indústria farmacêutica continuará a monitorar ervas em busca de propriedades farmacológicas úteis, mas o desenvolvimento posterior será de uma única entidade química, não de um composto de ervas. É provável que esses agentes fiquem para sempre em um campo nebuloso entre a medicina convencional e as terapias alternativas. Isso é lamentável, pois misturados no grande número de terapias ineficazes, como extratos de visco, sem dúvida há agentes com ações potencialmente valiosas, como o PC-SPES.

Por fim, tratamentos complementares e alternativos constituem uma atividade abrangente com importante impacto na economia da saúde. Entretanto, é difícil encontrar evidência direta de benefícios da maioria de tais terapias. Em alguns casos, há bastante evidência da *ausência* de benefícios. Apesar disso, uma grande parte dos pacientes com câncer usa esses tratamentos como complemento ou em substituição às terapias convencionais. Paralelamente a essas intervenções alternativas, existe uma arena de dietas, suplementos e fitoterápicos, também em grande parte com pouca ou nenhuma base em evidências. É importante compreender o uso desses tratamentos, pois podem confundir os resultados de estudos clínicos de tratamentos contra o câncer e também podem interferir nos desfechos dos tratamentos convencionais, seja para melhor (raramente) ou para pior.

Leituras complementares

Considerações gerais

Há muitos livros sobre câncer no mercado, em geral divididos entre os destinados a pacientes e aos responsáveis pelos seus cuidados e os destinados a profissionais de saúde. Não tenho a intenção de listar livros da primeira categoria, pois são extremamente numerosos e as necessidades são pessoais e variam de acordo com cada país. Listei livros mais técnicos, e esses também variam muito – as necessidades de um estudante de enfermagem são diferentes do tipo de compêndio de referência demandado por um pesquisador ou consultor de oncologia. Dividi a lista em livros de referência e obras mais acessíveis.

Livros de referência

Vincent T. DeVita, Theodore S. Lawrence, Steven A. Rosenberg, Robert A. Weinberg e Ronald A. DePinho. *DeVita, Hellman, and Rosenberg's Cancer: Principles and Practice of Oncology, 2* vols, 8ª ed. (Filadélfia e Londres: Lippincott, Williams & Wilkins, 2008). Livro muito importante que cobre todos os aspectos do câncer, das causas ao tratamento de doenças específicas.

Edward C. Halperin, Carlos A. Perez e Luther W. Brady. *Perez and Brady's Principles and Practice of Radiation Oncology,* 5ª ed. (Filadélfia: Lippincott, Williams & Wilkins, 2008). Outro texto abrangente com cobertura a fundo sobre aspectos técnicos da radioterapia e sua aplicação clínica detalhada por doença.

Leslie H. Sobin, Mary K. Gospodarowicz e Christian Wittekind. *TNM Classification of Malignant Tumours:*

UICC International Union Against Cancer, 7ª ed. (Chichester: Wiley-Blackwell, 2010). Casos de câncer são categorizados utilizando sistemas padronizados para permitir a comparação dos resultados de diferentes estudos. Esse livro de referência apresenta o sistema de classificação mais amplamente utilizado para todos os grupos de câncer conhecidos.

Bruce Alberts, Alexander Johnson, Julian Lewis, Martin Raff, Keith Roberts e Peter Walter. *Molecular Biology of the Cell,* 5ª ed. (Nova York: Garland Science, 2008). Provavelmente o livro de referência definitivo sobre biologia celular.

Robert A. Weinberg. *The Biology of Cancer* (New York: Garland Science, 2006). Provavelmente o texto definitivo sobre a biologia do câncer, de autoria de um dos principais pesquisadores da doença no mundo.

M. P. Curado, B. Edwards, H. R. Shin, J. Ferlay e M. Heanue. *Cancer Incidence in Five Continents,* vol. 9 (Lyon: International Agency for Research on Cancer, 2009). Livro de referência completo sobre os padrões de incidência de câncer.

Obras mais acessíveis

Terrence Priestman. *Cancer Chemotherapy in Clinical Practice* (Londres: Springer, 2008).

Anthony J. Neal e Peter J. Hoskin. *Clinical Oncology: Basic Principles and Practice,* 4ª ed. (Londres: Hodder Arnold, 2009).

Margaret Knowles e Peter Selby (eds.). *Introduction to the Cellular and Molecular Biology of Cancer,* 4ª ed. (Oxford: Oxford University Press, 2005).

Betty Kirkwood e Jonathan Sterne. *Essential Medical Statistics,* 2ª ed. (Chichester: Wiley-Blackwell, 2003).

Trisha Greenhalgh. *How to Read a Paper: The Basics of Evidence-Based Medicine,* 4ª ed. (Chichester: Wiley-Blackwell, 2010).
Nicholas Bosanquet e Karol Sikora. *The Economics of Cancer Care* (Cambridge: Cambridge University Press, 2010).

Outras leituras

Ben Goldacre. *Bad Science* (Londres: Harper Perennial, 2009). Uma exposição excelente sobre o mundo da medicina alternativa e do charlatanismo.

Sites

Não incluí livros recomendados para pacientes e cuidadores, pois são escolhas pessoais. Para pacientes recentemente diagnosticados, ou pessoas que estejam procurando informações para familiares ou outros entes queridos, o melhor ponto de partida talvez seja a internet, uma vez que é provável que as informações estejam atualizadas e exatas se sites confiáveis forem usados como fonte.

Um dos fatores a considerar em relação à pesquisa na internet é a fonte da informação. Em especial, o site está vendendo ou apoiando um ponto de vista ou é independente? Muitos hospitais particulares, sobretudo nos Estados Unidos, têm páginas na internet que incluem informações para os pacientes, mas que podem ser tendenciosas para tratamentos que eles mesmos fornecem. Hospitais mantidos por instituições sem fins lucrativos são menos propensos a ser tendenciosos, pois não têm interesse financeiro em tratamentos, mas podem ser influenciados pela necessidade de angariar recursos. Já os sites governamentais podem ter interesses diferentes, talvez com a necessidade de minimizar a demanda por terapias dispendiosas recém-criadas. Também é importante salientar que os padrões de tratamento (e, portanto, a ênfase) podem variar um pouco conforme o país. Por exemplo, a cirurgia é o principal tratamento para o câncer de bexiga avançado na maioria dos países, mas é responsável por apenas cerca de metade dos tratamentos no Reino Unido. Com tudo isso em mente, vale a pena consultar alguns sites para comparar as informações. Sites iniciais sugeridos:

Cancer Help UK (www.cancerhelp.org.uk/) (acessado em 21 de janeiro de 2011). Site do Reino Unido apoiado pela Cancer Research UK, com informações completas sobre todos os aspectos relacionados ao câncer e a seu tratamento. O site inclui uma lista de todas as triagens abertas para estudos clínicos no Reino Unido. Está escrito em inglês simples para um público leigo, mas tem diversos níveis, permitindo uma profundidade considerável de informações. Inclui links para sites em outros idiomas e países.

The US National Cancer Institute (www.cancer.gov) (acessado em 21 de janeiro de 2011). Site bastante abrangente com, é evidente, uma perspectiva americana. Inclui um grande banco de dados de estudos clínicos para quem procura ingressar em algum estudo. Também apresenta informações em espanhol, bem como materiais educativos e seções para médicos.

Índice remissivo

F

G

H

I

J

L

M

R

S

T

V

W

Z

Lista de ilustrações

Medical Media, todos os direitos reservados. / www.nucleusinc.com / 74

20. Cirurgia assistida por robô / © 2010 Intuitive Surgical, Inc. / 75

21. Diagrama de um anticorpo monoclonal unido a uma célula cancerosa / © Cancer Research UK, http://www.cancerhelp.org.uk/about-cancer/what-is-cancer/body/the-immune-system, acessado em janeiro de 2011 / 85

22. Exemplos de respostas de tumores em exames / © Khan and Protheroe/PMJ 2007 / 114

23. Renda nacional per capita e expectativa de vida / © 2006 Cambridge University Press / 123

24. Renda nacional per capita e risco de câncer para homens (acima) e mulheres (abaixo) / © 2006 Cambridge University Press / 124

25. Venda de medicamentos contra o câncer de 1996 a 2007 na União Europeia / © Nils Wilking/Karolinska Institute / 127

26. Uso do sunitinibe na União Europeia / © Nils Wilking/Karolinska Institute / 136

27. Despesas com medicamentos complementares e alternativos nos Estados Unidos em 2007 / © National Center for Complementary and Alternative Medicine, NIH, DHHS / 143

Sobre o autor

Nicholas James é professor na Universidade de Birmingham e especialista em oncologia no Queen Elizabeth Hospital, em Birmingham, Inglaterra. Em 1994, fundou o site www.cancerhelp.org.uk com o intuito de dar informação a pacientes que sofrem com o câncer.

Coleção L&PM POCKET (ÚLTIMOS LANÇAMENTOS)

181.**Em busca do tempo perdido (Mangá)** – Proust
182.**Cai o pano: o último caso de Poirot** – Agatha Christie
183.**Livro para colorir e relaxar** – Livro 1
184.**Para colorir sem parar**
185.**Os elefantes não esquecem** – Agatha Christie
186.**Teoria da relatividade** – Albert Einstein
187.**Compêndio de psicanálise** – Freud
188.**Visões de Gerard** – Jack Kerouac
189.**Fim de verão** – Mohiro Kitoh
190.**Procurando diversão** – Mauricio de Sousa
191.**E não sobrou nenhum e outras peças** – Agatha Christie
192.**Ansiedade** – Daniel Freeman & Jason Freeman
193.**Garfield: pausa para o almoço** – Jim Davis
194.**Contos do dia e da noite** – Guy de Maupassant
1195.**O melhor de Hagar 7** – Dik Browne
1196(29).**Lou Andreas-Salomé** – Dorian Astor
1197(30).**Pasolini** – René de Ceccatty
1198.**O caso do Hotel Bertram** – Agatha Christie
1199.**Crônicas de motel** – Sam Shepard
1200.**Pequena filosofia da paz interior** – Catherine Rambert
1201.**Os sertões** – Euclides da Cunha
1202.**Treze à mesa** – Agatha Christie
1203.**Bíblia** – John Riches
1204.**Anjos** – David Albert Jones
1205.**As tirinhas do Guri de Uruguaiana 1** – Jair Kobe
1206.**Entre aspas (vol.1)** – Fernando Eichenberg
1207.**Escrita** – Andrew Robinson
1208.**O spleen de Paris: pequenos poemas em prosa** – Charles Baudelaire
1209.**Satíricon** – Petrônio
1210.**O avarento** – Molière
1211.**Queimando na água, afogando-se na chama** – Bukowski
1212.**Miscelânea septuagenária: contos e poemas** – Bukowski
1213.**Que filosofar é aprender a morrer e outros ensaios** – Montaigne
1214.**Da amizade e outros ensaios** – Montaigne
1215.**O medo à espreita e outras histórias** – H.P. Lovecraft
1216.**A obra de arte na era de sua reprodutibilidade técnica** – Walter Benjamin
1217.**Sobre a liberdade** – John Stuart Mill
1218.**O segredo de Chimneys** – Agatha Christie
1219.**Morte na rua Hickory** – Agatha Christie
1220.**Ulisses (Mangá)** – James Joyce
1221.**Ateísmo** – Julian Baggini
1222.**Os melhores contos de Katherine Mansfield** – Katherine Mansfied
1223(31).**Martin Luther King** – Alain Foix
1224.**Millôr Definitivo: uma antologia de *A Bíblia do Caos*** – Millôr Fernandes
1225.**O Clube das Terças-Feiras e outras histórias** – Agatha Christie
1226.**Por que sou tão sábio** – Nietzsche
1227.**Sobre a mentira** – Platão
1228.**Sobre a leitura *seguido do* Depoimento de Céleste Albaret** – Proust
1229.**O homem do terno marrom** – Agatha Christie
1230(32).**Jimi Hendrix** – Franck Médioni
1231.**Amor e amizade e outras histórias** – Jane Austen
1232.**Lady Susan, Os Watson e Sanditon** – Jane Austen
1233.**Uma breve história da ciência** – William Bynum
1234.**Macunaíma: o herói sem nenhum caráter** – Mário de Andrade
1235.**A máquina do tempo** – H.G. Wells
1236.**O homem invisível** – H.G. Wells
1237.**Os 36 estratagemas: manual secreto da arte da guerra** – Anônimo
1238.**A mina de ouro e outras histórias** – Agatha Christie
1239.**Pic** – Jack Kerouac
1240.**O habitante da escuridão e outros contos** – H.P. Lovecraft
1241.**O chamado de Cthulhu e outros contos** – H.P. Lovecraft
1242.**O melhor de Meu reino por um cavalo!** – Edição de Ivan Pinheiro Machado
1243.**A guerra dos mundos** – H.G. Wells
1244.**O caso da criada perfeita e outras histórias** – Agatha Christie
1245.**Morte por afogamento e outras histórias** – Agatha Christie
1246.**Assassinato no Comitê Central** – Manuel Vázquez Montalbán
1247.**O papai é pop** – Marcos Piangers
1248.**O papai é pop 2** – Marcos Piangers
1249.**A mamãe é rock** – Ana Cardoso
1250.**Paris boêmia** – Dan Franck
1251.**Paris libertária** – Dan Franck
1252.**Paris ocupada** – Dan Franck
1253.**Uma anedota infame** – Dostoiévski
1254.**O último dia de um condenado** – Victor Hugo
1255.**Nem só de caviar vive o homem** – J.M. Simmel
1256.**Amanhã é outro dia** – J.M. Simmel
1257.**Mulherzinhas** – Louisa May Alcott
1258.**Reforma Protestante** – Peter Marshall
1259.**História econômica global** – Robert C. Allen
1260(33).**Che Guevara** – Alain Foix
1261.**Câncer** – Nicholas James

IMPRESSÃO:

GRÁFICA EDITORA
Pallotti
IMAGEM DE QUALIDADE

Santa Maria - RS - Fone/Fax: (55) 3220.4500
www.pallotti.com.br